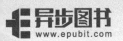

群智能算法

在人脑功能划分中的应用

赵学武 李玲玲 罗向阳 著

U0258607

人民邮电出版社

北京

图书在版编目（CIP）数据

群智能算法在人脑功能划分中的应用 / 赵学武，李玲玲，罗向阳著. -- 北京：人民邮电出版社，2023.9
ISBN 978-7-115-60974-8

Ⅰ．①群… Ⅱ．①赵… ②李… ③罗… Ⅲ．①最优化算法－应用－大脑－机能－划分－研究 Ⅳ．①R338.2

中国国家版本馆CIP数据核字(2023)第014229号

内 容 提 要

本书以人脑功能划分方法为主线，结合群智能算法，围绕面向功能磁共振成像（fMRI）数据的人脑功能研究，详细介绍 4 种静态人脑功能划分方法和 1 种动态人脑功能划分方法。全书共 7 章，首先概述了人脑功能研究及群智能算法，然后介绍了面向 fMRI 数据的人脑功能划分进展，最后分别介绍了基于免疫克隆选择算法搜索高斯混合模型（GMM）的脑岛功能划分方法、基于人工蜂群算法的人脑功能划分方法、基于改进型粒子群的人脑功能划分方法、基于人工水母搜索优化的人脑功能划分方法、基于滑动窗口和人工蜂群算法的动态人脑功能划分方法。

本书结构清晰、文字流畅，适合从事脑科学研究或群智能算法研究工作的读者阅读，也适合作为高校相关专业学生的参考书。

◆ 著　　　　赵学武　李玲玲　罗向阳
　　责任编辑　马雪伶
　　责任印制　王 郁　胡 南
◆ 人民邮电出版社出版发行　　北京市丰台区成寿寺路 11 号
　　邮编　100164　　电子邮件　315@ptpress.com.cn
　　网址　https://www.ptpress.com.cn
　　涿州市般润文化传播有限公司印刷
◆ 开本：700×1000　1/16
　　印张：10.75　　　　　　　2023 年 9 月第 1 版
　　字数：191 千字　　　　　2023 年 9 月河北第 1 次印刷

定价：99.90 元
读者服务热线：**(010)81055410**　印装质量热线：**(010)81055316**
反盗版热线：**(010)81055315**
广告经营许可证：京东市监广登字 20170147 号

人脑的功能研究是脑科学中一项既重要又前沿的研究。作为一种获取人脑功能数据的主流神经影像技术，功能磁共振成像（functional magnetic resonance imaging，fMRI）因具有无创性、时空分辨率高和操作简单的优点而为人脑功能的研究提供了有力的数据支撑。人脑功能划分通过分割人脑皮层研究人脑的功能组织性，是一种基础的人脑功能研究方法。

目前，基于fMRI数据的人脑功能划分大多是已有的经典聚类方法在人脑功能划分中的直接应用，不能较好地处理fMRI数据的高维性和低信噪比问题，表现出搜索能力较弱、对噪声敏感、划分结构的功能一致性和区域连续性较弱等不足。

针对人脑功能划分方法研究中的上述不足，本书首先系统地概述人脑功能划分研究，然后介绍基于群智能算法的、具有创新性的静态人脑功能划分和动态人脑功能划分方法研究。群智能算法具有较强的全局搜索能力和一定的稳健性，并且在聚类划分方面表现出优于经典聚类算法的性能。本书主要包括以下内容。

① 介绍fMRI数据采集过程、人脑功能划分的基本流程，对人脑功能划分方法进行详细的阐述，梳理人脑功能划分中常用的功能一致性度量和评价指标，分析人脑功能划分中存在的问题。

② 针对fMRI数据信噪比低和最大期望算法搜索高斯混合模型（Gaussian mixed model，GMM）时易陷入局部最优的问题，提出一种基于免疫克隆选择算法搜索高斯混合模型的脑岛功能划分方法。

③ 针对fMRI数据的高维性和低信噪比问题，提出一种基于人工蜂群算法的人脑功能划分方法。

④ 针对现在大多数人脑功能划分方法搜索能力较弱和划分结果质量不高的问题，提出一种基于改进型粒子群的人脑功能划分方法。

⑤ 为了提升大多数人脑功能划分方法的搜索能力和改善划分结果的质量，提出一种基于人工水母搜索优化的人脑功能划分方法。

⑥ 针对现有动态人脑功能划分算法动态捕捉技术不成熟的问题，提出一种基于滑动窗口和人工蜂群算法的动态人脑功能划分方法。

本书涉及的研究，一方面丰富了面向fMRI数据的人脑功能划分方法，进一步加深了人们对人脑功能的认识，为人脑疾病的预防和诊断提供了有益的方法辅助；另一方面拓宽了群智能算法的应用领域，推动了它的研究和发展。

本书的出版得到了以下项目的资助，在此一并表示感谢。

- 河南省科技攻关项目"基于群智能算法的人脑功能划分识别方法及应用研究"（项目号：202102210164）
- 河南省科技攻关项目"基于知识图谱和社交信息数据增强的多标签图像哈希检索模型研究"（项目号：232102210054）
- 河南省科技攻关项目"基于相似性度量的小样本航空遥感图像语义分割研究"（项目号：232102210033）
- 河南省杰出外籍科学家工作室项目（项目号：GZS2022011）
- 河南省科技攻关项目"基于有向加权网络与SSL-CDBN的异步MI-BCI空闲态融合特征提取算法研究"（项目号：202102210129）
- NSFC-河南联合基金项目"基于单类学习的机场净空区异物入侵感知"（项目号：U1904119）

由于作者水平有限，书中难免存在不足或者疏漏之处，恳请读者批评指正。

CONTENTS 目录

第 1 章　绪论

第2章

面向fMRI数据的人脑功能划分进展

第3章 基于免疫克隆选择算法搜索GMM的脑岛功能划分方法

第4章　基于人工蜂群算法的人脑功能划分方法

第5章　基于改进型粒子群的人脑功能划分方法

基于人工水母搜索优化的人脑功能划分方法

基于滑动窗口和人工蜂群算法的动态人脑功能划分方法

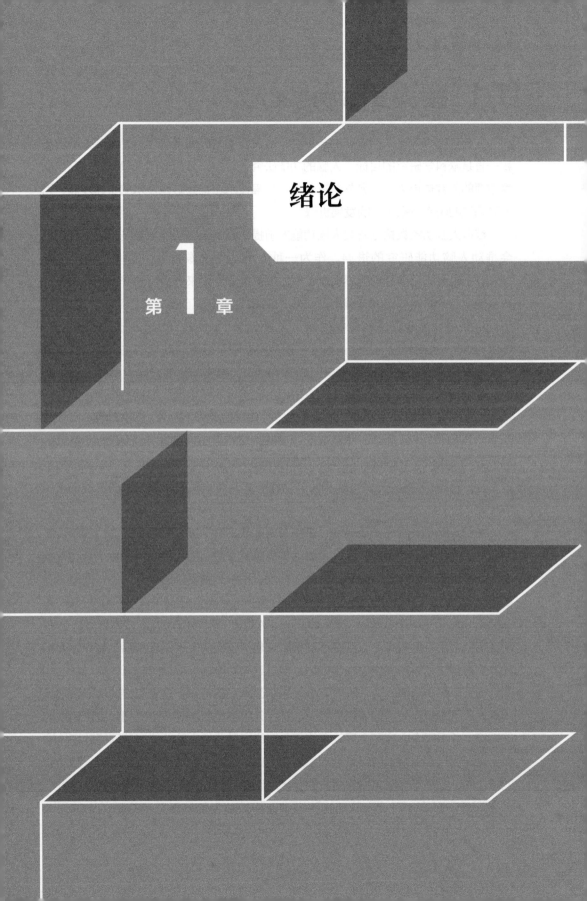

绪论

第 1 章

1.1 研究背景与研究意义

人脑是迄今为止人们发现的最复杂和最具智能的组织系统之一，揭开人脑的奥秘一直是脑科学研究的目标。人脑的功能研究是其中十分重要的子领域，也是当前最重要的研究热点之一。尤其是近年来，计算技术和神经影像技术的快速发展，为人脑功能的研究带来了新的发展机遇。

获得人脑功能数据是研究人脑功能的前提，因此人脑功能影像技术的发展无疑会推动人脑功能研究的进展。作为一种新的功能影像技术，功能磁共振成像（fMRI）通过测量神经细胞周围血管中血氧浓度的变化来间接反映神经活动，具有较高的空间分辨率和时间分辨率。此外，fMRI还具有无创伤、操作简单、易重复，可同时获得功能像和结构像等优点。这些优点可以使研究者得到大量且全面的fMRI数据，也使其成为目前人脑功能研究中获取神经影像数据的主流技术。更进一步地，fMRI扫描仪向着多频带（multi-band）和高场强的方向发展，这使得获取人脑功能数据的质量（信噪比和分辨率）和速度不断提升。根据扫描时被试是否执行特定的任务，fMRI数据可以分为静息态fMRI数据和任务态fMRI数据。其中，静息态fMRI数据是对自发神经活动的反映，具有采集容易和干扰因素少的特点。另一方面，fMRI的成像原理和被试的特点决定了fMRI数据具有信噪比低和维数高的特性。fMRI数据的这些特性和人脑功能的复杂性给现有计算技术的发展带来了挑战。

鉴于人脑功能的高度复杂性，研究者力图从不同角度、采用不同方法揭示人脑功能的工作机制。到目前为止，人脑功能的研究方法主要包括功能指标度量、人脑功能连接组和人脑功能划分等。功能指标度量用来刻画局部脑区的功能一致性，主要的功能指标有局部一致性（regional homogeneity，ReHo）、低频波动振幅（amplitude of low-frequency fluctuation，ALFF）和局部功能连接密度等。这些功能指标常用来度量某个脑区在不同状态（包括脑疾病）下的功能活动特点，为相关脑疾病预防和诊断提供生物学标记。但是这些功能指标度量的脑区往往是从已有的结构脑图谱中选择的，并没有充分考虑脑区本身的特点，这给最终的解释带来了困难。人脑功能连接组能够在神经元、神经元集群和脑区等多个空间尺度上建立功能连接，并采用中心度和全局效率等复杂网络度量分析人脑功能连接网络的拓扑特性，进而揭示人脑内部的信息处理模式和工作机理。人脑功能连接组研究人脑功能的整合性，但是作为节点抽象对象的脑区的选择会对人脑功能连接组结构及分析结果产生质的影响。而从人脑结构图谱中选择被抽象的脑区是不合适的，其原因在于：

- 结构脑区是根据某种结构特征（如胞体构筑和髓鞘密度等）对人脑做划分得到的，并没有充分考虑功能的一致性；
- 结构图谱通常作为模板使用，并没有考虑个体间的差异；
- 据此得到的人脑功能网络的可解释性较差；
- 可能对脑疾病的诊断和治疗带来负面影响。

人脑功能划分是一种通过分割人脑皮层研究人脑功能组织特性的方法。人脑功能划分产生的功能（子）区域不仅揭示了人脑功能的分离性，也为人脑功能连接组的构建提供了良好的节点抽象对象，因此它在人脑功能研究中占据着更为基础性的地位。

在fMRI中，人脑功能划分是以体素的时间序列为数据，根据功能一致性度量策略把人脑或局部脑区分割为若干个互不相交的人脑功能亚区。由此可以看到，基于fMRI数据的人脑功能划分能够产生两两互不相交的功能亚区，而且每个功能亚区内的体素信号具有更强的功能一致性。一方面，人脑功能划分可以得到人脑功能划分图谱，揭示全脑或局部脑区的功能组织性，进一步为人脑损伤定位提供辅助；另一方面，人脑功能划分产生的功能亚区可为人脑功能网络的构建提供良好的节点抽象基础。因此，人脑功能划分可以揭示人脑的功能组织性特点，使研究者可以在较大尺度上把握人脑的功能区域性特征。

十多年来，面向fMRI数据的人脑功能划分研究成果已经出现了不少，而且在人脑功能网络构建、人脑疾病的研究与诊断和被试状态预测等方面也得到了较为成功的应用。这些研究与应用不仅加深了人们对人脑功能组织特征的认识和理解，也促进了人脑疾病和类脑智能研究的发展。从研究方法的角度看，大多数的人脑功能划分研究是把已存在的经典聚类方法直接运用于不同状态（如正常被试和患脑疾病被试、静息态和任务态等）的fMRI数据上，得到某个脑区或全脑的功能划分图谱，并通过分析划分结果得到一些有益的结论和启示，而研究人脑功能划分方法优化的工作还比较少。从所反映的功能状态的角度看，绝大部分研究是对静态人脑功能划分的探索，而对动态人脑功能划分的研究尚处于萌芽阶段。人脑的功能是非常复杂的，呈现出多功能性、区域性、分离性和动态性等多重特点，而且fMRI数据也具有信噪比低和维数高的特点。因此，需要从方法学的角度研究与人脑功能和fMRI数据特点相适应的人脑功能划分模型和方法。群智能算法是一类为了模拟某种生物的某一群体性行为而提出的智能优化方法，具有全局搜索能力强、稳健性显著、易融入领域知识等优点。研究表明，基于群智能算法的聚类方法表现出优于经典聚类算法的聚类性能。目前，面向fMRI数据的人脑功能划分中的群智能算法鲜有研究。

本书针对目前面向fMRI数据的人脑功能划分方法研究的不足，在深入分析fMRI数据特点和人脑功能特点的基础上结合群智能算法和降维等技术，研究更适用于fMRI数据和人脑功能特点的人脑功能划分模型与方法，通过划分结果揭示人脑的功能组织性，并对最终的划分结果给出合理性验证和简单的神经生物学意义上的解释，进而得到更为深刻的结论。可见，本书涉及的研究不仅可以丰富面向fMRI数据的人脑功能划分的方法学研究，进一步加深人们对人脑功能组织性的认识，而且能为人脑疾病的预防和诊断提供有益的方法学指导，也为类脑智能的研究和发展提供一定的帮助，因此具有重要的指导意义和潜在的应用价值。

1.2 人脑功能概述

人脑时刻都在接收来自视觉、听觉、味觉、嗅觉和触觉（躯体感知）的信息，并对信息进行加工处理，进而使人表现出对外部环境的良好适应性。更进一步讲，人脑具有更高级的功能，如记忆、学习和推理等，这使得人类具有高于其他动物的智能性。

1.2.1 人脑功能的物质基础

人脑的这些功能离不开其物质结构的支撑，这也是生物学的一个核心原则。人脑位于头部的颅骨内。据估计，一个成人大脑的体积为 $1350 \sim 1400\text{cm}^3$，其质量为 $1.3 \sim 1.4\text{kg}$。虽然人脑的质量较大，但是人脑内部没有起支撑作用的骨骼系统，人脑悬浮在脑脊液中。从整体上看，人脑由大脑、小脑、间脑、脑干组成，如图1-1所示。大脑是人脑的最大组成部分，位于头的顶部；小脑位于大脑的后下方，脑干的背侧；间脑位于第三脑室中，在大脑和脑干之间；脑干上接大脑，下连脊髓。

从生物学的角度看，神经系统可以分为中枢神经系统和外周神经系统。其中，中枢神经系统包括人脑和脊髓。神经系统都由神经元和胶质细胞组成。神经元是神经系统的基本结构和功能单位。神经元由细胞体、树突和轴突组成，如图1-2所示。树突通常是具有较多分支（树状）的突起，接收来自其他神经元的信息并将其传入相应的细胞体，接收信息的部位被称为突触。轴突自身较长，分支较少，粗细较均匀，具有髓鞘，是神经元的输出端，其末梢通过神经递质的释放实现信息交流（传递）。因此，神经元能够接收信息和加工信息，并将其传递给其他神经元；多个相连的神经元就构成了神经环路。

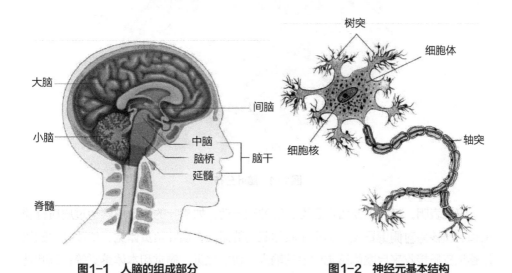

图1-1　人脑的组成部分　　　　　　　图1-2　神经元基本结构

在解剖结构上，借助显微镜可以看到人脑表面有突出而曲折的回，较小、陷入较浅的沟和较大、陷入较深的裂。进一步对人脑做切片处理，可以发现人脑由灰质和白质组成，如图1-3所示。灰质包围在白质外部，由细胞体及其树突构成，因其颜色较深而得名。白质是由髓鞘化的轴突组成的，可以接收来自脊神经的信息并为灰质中细胞体间的通信提供通道。从解剖学分区的角度划分，大脑的两个半球可以分为额叶、顶叶、颞叶和枕叶，如图1-4所示。

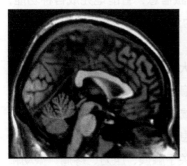 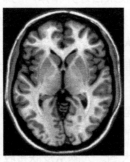 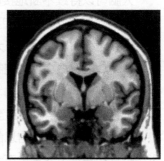

（a）矢状切面　　　　　　（b）轴状切面　　　　　　（c）冠状切面

图1-3　人脑切面

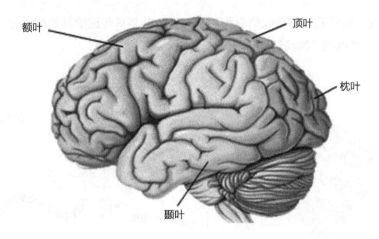

图1-4 脑叶分布

研究表明，额叶主要负责思维、精神和运动，如额叶的运动皮层通过皮质脊髓束和皮质核束对侧倒置支配躯干和肢体肌肉的运动；顶叶负责体觉，如顶叶中的躯体感觉皮质接收来自躯体感觉中继的输入，包括触觉、痛觉和本体感觉等；颞叶处理听觉信息，如颞叶中的听皮质接收来自耳蜗的投射；枕叶负责视觉，如枕叶中的纹状皮质接收来自丘脑外侧膝状体中继的视觉输入，对颜色、明度和空间频率等信息进行编码。总体来说，人脑结构是人脑中信息传输和信息加工的物质基础，其完好程度决定了人脑功能的完整性和智能性。

1.2.2 人脑的功能

人脑可以持续不断地接收来自外界和体内的刺激信息，智能地完成各种功能，进而使人类适应环境。概括来讲，人脑功能可分为运动功能、感觉功能、语言功能、情绪功能和执行功能五大类。具体表述如下。

运动功能负责产生和控制运动。产生的运动从大脑通过神经传递到身体运动神经元，达到控制肌肉的目的。皮质脊髓束将运动信息从大脑、脊髓传递至躯干和四肢。脑神经将运动信息传递至眼睛、嘴巴和脸部区域。

感觉功能涉及感觉信息的接收和处理。这些信息通过特定的感觉（如视觉、嗅觉、听觉和味觉）器官传至大脑。大脑从皮肤接收关于触摸、压力、疼痛、振动和温度的信息，从关节接收关于关节位置的信息。由感觉器官在皮肤上收集的感觉信息被转换为神经信号，通过脊髓中的一束神经元传递至大脑。神经元沿脊髓的后部向上延伸到髓质的后部，在那里它们与"二级"神经元连接。然后，这些神经元向上移动到丘脑中，与"三级"神经元连接，并行进到感觉皮层。视觉系统首先由视网膜接收外部光刺激，视觉信息被视锥细胞和视杆细胞接收并转化为神经信号，最终发送到枕叶中的视觉皮质。听觉是在内耳中产生的，通过前庭耳蜗神经产生神经信号，而后通过耳蜗核、上橄榄核、内侧膝状体，最后到达听觉皮层。嗅觉由鼻腔中嗅黏膜上皮中的受体细胞产生，嗅觉信息通过颅骨内嗅神经传递到嗅觉皮层。味觉是由舌头上的受体产生的，并沿着面部和咽喉神经传入脑干。

语言功能被认为定位于韦尼克区和布罗卡区，但语言是如何被大脑表征、处理和获取的是心理学和神经科学研究等领域正着力研究的一个问题。

人的情绪是非常复杂的，相关研究没有发现与情绪相对应的特定位置。现有研究表明，杏仁核、眶额叶皮质、脑岛及外侧前额叶皮层区域参与了情绪的加工过程。

执行功能是允许认知控制行为所需的一套认知过程的总称，其负责选择并成功监测促进实现所选目标的行为。执行功能通过注意控制与认知抑制过滤无用信息和降低与抑制无关的刺激，处理和操纵在工作记忆中保存的信息，并以认知灵活性切换任务，抑制冲动行为等。

1.2.3 人脑功能的特点

人脑无时无刻不在接收和处理信息，因此它是一个复杂的动态系统。这个动态系统能够对输入的多源信息进行快速加工整合，然后发出与环境相适应的指令，使人得以生存和发展。人脑的这种快速分开处理而又整合加工的工作机制使人脑功能表现出复杂的时空动力特性。与此相对应，人脑功能也呈现出功能分离性（分化）和功能整合性（整合）两大组织特点。

功能分离性是指在某一状态下或不同状态间的若干区域呈现出显著的激活差异性。研究表明，躯体的不同部位与人脑的不同区域有不同的神经连接，即有各自的神经通路。例如，耳蜗中的蜗神经上行依次与上橄榄核、下丘脑、丘脑内侧膝状体和初级听皮质相连，形成听觉神经通路。身体的躯体感觉器官将体感信号通过脊髓神经传入脑干，然后交叉地输入对侧丘脑，最后投射到躯体感觉皮层。基于任务态功能影像数据的研究也得到了如下结论：①被试在执行某种任务时相应脑区会呈现出显著激活的状态；②人脑神经性疾病与某些脑区的功能异常有紧密联系，如阿尔茨海默病被试的海马和后扣带回出现功能异常。这些都表明了人脑针对传入的多样信息进行分区编码和处理，表现出功能分离性的组织性原则。这种分离性使人脑能够对多源信息进行统一的神经生物编码，为对其整合处理奠定了基础。

功能整合性是指在空间上较为远离的脑区表现出较强的功能同质性。这些脑区在功能上构成了一个具有特定功能的子系统，从而协同地完成某一较宏观和综合的功能。在人脑研究的过程中，研究者从复杂网络的角度揭示了人脑中的一些子系统，进而提出了不同的功能网络。到目前为止，研究者提出的人脑功能网络有默认网络、突显网络、感觉/运动网络、听觉网络和视觉网络等。这些功能网络反映了人脑在时空上对多源信息的整合式处理，也在一定程度上保证了人类行为的协调性和连续性。

1.2.4 人脑功能的研究方法

众所周知，人脑是一个复杂的智能系统，其复杂性表现在两个方面。

结构复杂。据统计，一个成年人的脑中约有 1.6×10^{11} 个神经元，这些神经元通过约 1×10^{15} 个突触相互连接。这种高度复杂的人脑结构是人脑进行复杂功能活动的生理基础。

功能复杂。人脑处理的信息可以分为3类：①来自外部体觉的信息，如嗅觉信息、视觉信息和触觉信息等；②人体内部的脑外信息，如调节内分泌、消化和心率等的信息；③人脑内部思维和精神方面的信息，如记忆判断和推理等。人脑不仅能够不断地接收和处理这些信息，而且可以智能地控制人的各种行为。

面对人脑功能的复杂性，研究者从人脑功能的组织特点出发，逐步深入地揭示人脑功能的奥秘。与之相应的研究方法可以大致分为以下两类。

1. 研究人脑功能分离性的方法

这类方法又可以细分为以下两种。

（1）功能指标度量

功能指标通常用来度量局部脑区的功能一致性或活动强度。例如：1995年，Biswal等人利用静息态功能 fMRI 信号波动的均方根来衡量局部脑区的低频活动强度。后来，Zang等人通过快速傅里叶变换将其转换到频域，定义了低频波动振幅，并用之来度量注意缺陷多动障碍被试的脑区异常。基于 fMRI 数据的实验结果表明患病被试在右下额皮层和小脑有低于正常被试的 ALFF 值，而右前扣带皮层、左侧感觉运动皮层的 ALFF 值增加。更进一步地，该研究组使用全频段波动振幅标准化 ALFF，进而提出了 fractional ALFF。文献[8]利用坎德拉和谐系数度量脑区信号的一致性（同质性），基于 fMRI 数据的实验表明双侧的初级运动皮层在手指运动状态下比静息态下有更高的坎德拉和谐系数值。文献[36]采用fMRI时间序列的标准差衡量局部脑区的活动强度。这些功能指标度量通常用于在任务状态下或患有脑疾病的情况下对局部脑区功能特性进行评价，因此这种方法反映了人脑功能的分离性。

（2）人脑功能划分

人脑功能划分是一种分割人脑皮层研究其功能组织特性的方法。由该方法产生的人脑功能亚区不仅为人脑功能连接组提供了良好的节点抽象，也为类脑智能的研究奠定了基础。本书将在第2章对人脑功能划分进行详细论述。

2. 研究人脑功能整合性的方法

人脑功能连接组方法是研究人脑功能整合性的代表性方法。该方法首先把不同空间尺度的神经元、神经元集群或脑区抽象为节点，通过计算它们之间的功能连接建立复杂网络；然后利用复杂网络和图论知识对节点间的拓扑结构和功能特性进行分析。这里的功能连接是指空间上较为远离的神经单元的神经活动上的关联性或统计依赖关系，因此功能连接是对神经单元间功能相关性的一种形象称谓。功能连接的计算既有皮尔逊相关、偏相关和偏相干等线性方法，也有同步似然性、互信息等非线性方法。

人脑功能连接组方法包括3个基本步骤：①选取或定义节点；②计算功能连接；③利用节点度、最短路径长度、聚集系数、模块度和中心度等指标分析功能网络的拓扑特性。

在表现形式上，人脑功能连接又可细分为无方向的功能连接和有方向的功能连接（效应连接）。无方向的功能连接仅刻画了节点间的功能依赖关系，被连接的两个节点在功能地位上是平等的。到目前为止，广大人脑科研工作发现了多个人脑功能网络，如默认网络、听觉网络、视觉网络、躯体运动网络和突显网络等。有方向的功能连接（效应连接）描述了一个节点的神经活动对另一个节点的神经活动的因果作用，二者之间是调控与被调控的不平等关系。研究人脑功能连接常用的模型和方法不仅有动态因果模型和结构方程模型等模型驱动方法，也有格兰杰因果模型、多变量自回归模型、广义线性同步和贝叶斯网络等方法。人脑功能连接组试图站在系统性的角度和不同层次上发现能够完成相对宏观功能的网络图谱，全面而深刻地揭示人脑的功能连接规律，从而帮助人们理解人脑内部的工作机制和人脑疾病的发病机理。

1.3 群智能算法概述

优化问题是一类在解空间中寻求较优解决方案的问题，而搜索技术的性能从根本上决定了解的质量。随着社会实践和科学研究的不断深入，优化问题逐渐朝着不确定性、非线性、综合化、复杂化的方向发展。基于严格数学模型的线性单纯形法和非线性优化方法，因需要建立方程模型且目标函数存在梯度问题，不适合或者无法解决复杂的优化问题。人们逐渐认识到：只有探索新的搜索优化技术，复杂的优化问题才能较好地被解决。

1.3.1 群智能算法发展简史

群智能算法是一种为了模仿生物的群体智能行为而提出的一类智能搜索优化技术。大量的研究表明，群智能算法在解决工程、金融、社会和生物等领域中的复杂优化问题时表现出良好的性能，是目前搜索优化领域中发展最为迅速的研究热点之一。到目前为止，群智能算法的发展历程大致可以分为以下3个时期。

1. 20世纪七八十年代的萌芽期

自从计算机诞生以来，人们总是希望利用计算机解决一些比较复杂的问题。但是，由于人们对于高度非线性的优化问题（如非线性优化、模式识别）并不是很清楚，所以基于梯度优化的传统方法不能较好地解决这类问题。研究者发现，这类问题的解决需要一些具有自组织性和自适应性的大规模并行算法。因此，20世纪60年代初期，研究者把目光投向了生物群体或一些自然现象，创立了仿生学。进化算法是其中最具有代表性的成果之一。虽然进化算法是对生物遗传和进化机制的模拟，但是这些算法中蕴含着群体智能的一些基本思想。比如：进化算法中的种群概念意味着该算法是由多个简单的搜索个体组成的；进化算法中的遗传算法和进化策略体现了个体间的信息交流；适应度函数是对进化算法中的个体进行评价的机制。20世纪80年代，进化算法被深入地研究，并在机器学习、过程控制、经济预测和工程优化等多个领域中得到了应用。进化算法的基本思想和生动实践为群智能算法的研究奠定了良好基础。1989年，美国加利福尼亚大学贝尼（Beni）教授在其元胞自动机系统中首次提出了群智能的概念：群智能是一类分散自组织系统的集体智能行为的总称。可以看到，这里的"群智能"一词蕴含了群智能算法的思想精髓——交流协作，元胞自动机系统中的算法可以看作是群智能算法的萌芽。

2. 20世纪90年代的成长期

1991年，来自比利时布鲁塞尔自由大学的Dorigo和他的同事通过模仿蚁群中蚂蚁间的协作行为提出了蚂蚁算法，并在著名的旅行商问题上得到了较好的结果。这既是蚁群算法的开端，也标志着群智能算法作为一个较为独立的研究方向进入研究者的视野。因此，蚁群算法的出现是群智能算法发展史上的一个里程碑。随后，蚁群算法的变种及在多个领域上的应用不断涌现。另一个比较有代表性的群智能算法是由美国社会心理学家Kennedy博士和电气工程师Eberhart博士于1995年提出的粒子群优化（particle swarm optimization，PSO）算法。该算法是对鸟群觅食行为的模拟，通过自我学习和向"社会"学习不断搜索问题的更优解。粒子群优化算法具有概念简单、参数少和实现简单的优点，因此它在短短的几年里便获得了较大的发展，不仅涌现出了许多粒子群优化算法的改进版本，而且被应用于多个科学和工程领域。与此同时，一些学者也对惯性权重和粒子随时间的变化轨迹进行了理论分析。在这个时期，研究者主要探索群智能算法在优化问题上是否具有优于传统优化方法的性能和通用性。

3. 21世纪以来的蓬勃期

进入21世纪以来，研究者陆续提出了多个群智能算法，如菌群优化算法、萤火虫算法、人工蜂群算法、免疫算法、人工鱼群算法、蝙蝠算法和鸡群算法等。更进一步地，一批研究者不仅对这些群智能算法给出了不同的改进版本，提高了群智能算法的优化性能，而且将其应用于农业、国防、工程、交通、金融、能源和通信等领域，为生产和社会带来了巨大的效益。

群智能算法的改进工作主要围绕两个方面进行：增强种群中个体间信息交流；平衡局部搜索和全局搜索。这些算法的提出和发展既丰富了群智能算法的研究，又表明了群智能算法在解决复杂优化问题上的强大生命力。

在这一时期，群智能算法的发展有如下特点：①群智能算法犹如雨后春笋般出现，为解决实际问题（尤其是NP难问题）提供了新的技术手段；②研究群智能算法的科研队伍不断壮大，掀起了一股研究群智能算法的热潮；③群智能算法向着理论研究和实际应用两个方向延伸，解决实际问题的能力不断增强。另外，有很多国际权威期刊与重要国际会议为研究和应用群智能算法的学者提供了广阔的平台和充足的国际交流机会，把群智能算法推向了一个蓬勃发展的黄金时期。

1.3.2 群智能算法的特点

群智能算法是通过模拟某种生物群体的某一行为而实现的一类基于群体搜索的智能优化方法，因此生物群体的生物学机理是群智能算法的支柱和灵魂。目前，已经涌现出了许多基于不同生物群体行为的群智能算法，而且这些算法在诸多领域中也取得了较为满意的效果。群智能算法的成功应用表明它们有独特于其他优化算法的特点，这些特点归纳起来主要有以下几点。

（1）自组织性

群智能算法在运行过程中所表现出来的复杂搜索行为是通过简单个体间的交互凸现出来的智能行为，不是通过中央控制来实现的。

（2）分散性

在群智能算法的搜索过程中，种群中的个体分散在解空间中，而不是聚集在一起。该特点可以增强群智能算法对解空间的探测能力。

（3）灵活性

个体间持续的交流协作使得种群可以较好地适应变化的环境，并且易与领域知识相融合。

（4）对初始解不敏感

群智能算法的这种不敏感性表现在两个方面：①种群中的个体都要被初始化，因此群智能算法中的初始解有多个；②在迭代搜索的过程中，种群中的个体不断地交流协作，不断修正搜索方向，随着迭代次数的不断增多，每个个体受其初始解的影响越来越弱。

（5）稳健性

一方面，群智能算法的运行过程本质上是种群中个体通过相互交流协作而寻优的过程，因此种群对整个问题的求解不会受一个或某几个出现"故障"个体的影响；另一方面，在种群搜索过程中，质量差的个体会被新的个体替换，这也在一定程度上保证了群智能算法的稳健性。

（6）正反馈性

在群智能算法的迭代过程中，高质量个体中的信息会被用来指导其他个体的搜索，从而使得种群搜索不断向着最优解靠近。

1.3.3 群智能算法在聚类中的应用

聚类可以发现大量数据中潜在的模式，是数据挖掘中的一项重要研究内容。简单地说，聚类是通过某种相似性度量把多个数据对象分为若干个组的过程。聚类的结果是使组内相似性尽可能大，而组间相似性尽可能小。到目前为止，聚类已被广泛地用于统计科学、模式识别、图像分割、机器视觉、序列和异类数据分析等领域。受这些应用的驱动，研究者也提出了许多聚类算法。其中，划分聚类算法通过不断迭代优化目标函数值，得到最终的聚类结果。本质上，划分聚类算法是一个搜索优化过程，而群智能算法是一类模仿生物群体协作的智能优化搜索算法。因此，群智能算法也适用于聚类方法的研究。群智能算法在聚类中的应用可以分为以下两类。

（1）群智能算法直接用于聚类

这类聚类方法把聚类过程看作一个纯粹的搜索过程，仅使用某种群智能算法完成对数据对象的聚类。Omran 等人将粒子群优化算法用于图像聚类，首先将每个粒子表示为由多个簇中心组成的向量，在定义了基于像素值的适应度函数后，利用粒子群优化算法中粒子的"飞行"机制搜寻更优的簇解。Paterlini 等人也对基于粒子群的划分聚类进行了研究。2018 年，在大数据背景下，Ilango 等人提出了一种基于 Hadoop 架构的人工蜂群聚类算法：首先生成种群，然后通过符号化解析分割每行数据，最后使用人工蜂群机制搜索簇中心。在 UCI 数据集上的实验结果表明，提出的人工蜂群聚类算法优于差分进化算法和粒子群优化算法。2017 年，Mann 等人将人工蜂群算法用于无线感知网络中节点的聚类，取得了优于蚁群算法和粒子群优化算法的聚类结果。Gao 等人在基于拾起-放下模型的蚁群聚类算法的基础上提出了一种抽象的蚁群聚类算法：通过在其中融入基于数据反应器的数据组合机制提高计算效率和聚类的准确性。

（2）群智能算法与其他聚类算法或模型相结合

这类方法将群智能算法融入一些聚类算法或模型中，利用其搜索的全局性和一定的稳健性优势弥补聚类方法的不足。为了解决聚类过程中最大期望（expectation maximization，EM）算法搜索高斯混合模型（Gaussian mixed model，GMM）时对初始值敏感和易陷入局部最优的问题，Huang 等人将 EM 算法与免疫克隆选择（immune clone selection，ICS）算法相融合：在搜索 GMM 的一次迭代过程中，先执行 EM 算法，再运行 ICS 算法。为了弥补 k 均值聚类（k-means）对初始簇中心敏感的缺陷，Saini 和 Kumar 分别利用全局搜索能力较强的粒子群优化算法和人工蜂群算法搜索簇中心；然后将较优的聚类解（多个簇中心）作为 k-means 的输入，进而得到优良的聚类结果。Parvathavarthini 等人提出了一种融合布谷鸟搜索算法的模糊聚类，实验表明新的聚类算法优于模糊 C 均值算法。

可以看出，群智能算法在聚类中得到了较为深入的应用，而且由此产生的新算法也取得了优于经典传统聚类算法的性能。经典聚类算法在人脑功能划分中得到了应用，也在一定程度上体现了人脑的功能组织性。然而，fMRI 数据具有维数高和信噪比低的特点，这给基于经典聚类算法的人脑功能划分方法带来了挑战。群智能算法具有较强的全局搜索能力，而且对初始值不敏感，具有一定的稳健性。到目前为止，基于群智能算法的人脑功能划分方法鲜有研究。

1.4 主要研究内容

根据人脑功能和 fMRI 数据的特点及上述对群智能算法的深入分析，本书内容可以为人脑功能划分的研究提供有益的参考，而且能够丰富基于面向 fMRI 数据的人脑功能划分方法，进一步加深人们对人脑功能组织性的认识，同时也为人脑疾病的预防和诊断提供新的手段。

1.4.1 面向 fMRI 数据的人脑功能划分进展

十多年来，涌现出了一些面向 fMRI 数据的人脑功能划分研究工作，但对其中的划分方法从计算模型或机理的角度进行综合比较和分析的研究几乎没有。因此有必要对这些研究进行梳理和综合比较，并指出其中存在的问题，为后续研究提供方向性指导。

本书以 fMRI 数据为基础，首先介绍 fMRI 数据的采集、面向 fMRI 数据的人脑功能划分的基本概念和分类及基本流程；其次，从计算模型或机理的角度对面向 fMRI 数据的人脑功能方法进行详细阐述，其中给出一种静态人脑功能划分方法的分类体系；再次，梳理人脑功能划分中常用的相似性度量和评价指标；最后，深入地分析人脑功能划分中存在的问题。

1.4.2 静态人脑功能划分方法

1. 基于免疫克隆选择算法搜索 GMM 的脑岛功能划分方法

针对基于 GMM 的人脑功能划分方法的两点不足，从人脑功能特点和全局搜索能力出发，设计优化策略，进而提出了一种新的基于 ICS 算法搜索 GMM 的脑岛功能划分方法。

该方法使用全局搜索能力较强的 ICS 算法代替基于梯度下降原理的 EM 算法搜索 GMM，其中的克隆变异采取混合变异策略，以得到更能忠实人脑或脑区功能的 GMM；设计了能够反映人脑功能区域性特点的动态邻域信息并将其融入 GMM 的搜索过程中，该信息可以抑制 fMRI 数据中的噪声带来的不利影响，增强划分结果的区域性。实验结果表明，ICS 算法可以搜得优于 EM 算法的 GMM，划分结果的区域性和功能一致性进一步增强。

2. 基于人工蜂群算法的人脑功能划分方法

该方法针对经典传统聚类算法在面向 fMRI 数据的人脑功能划分中抗噪能力弱和搜索能力弱的缺陷，借助人工蜂群算法全局搜索能力和稳健性较强的优势，将其应用于脑岛功能划分；在分析人工蜂群算法搜索过程与特点的基础上设计了新的搜索策略，进而提出了一个新的基于人工蜂群算法的人脑功能划分方法。

一方面，该方法在初始化阶段利用谱映射降低 fMRI 数据的维数，以增强搜索的有效性。另一方面，在搜索过程中融入自适应交叉策略，该策略使个体间的信息交流或分享能力进一步增强；为观察蜂搜索设计了一种分步式搜索策略，该策略同时利用了搜索的中间结果和最终结果，提高了观察蜂搜索的多样性。在模拟和真实 fMRI 数据上的实验证实，该方法能够得到优于其他多个划分方法的功能划分结构。

3. 基于改进型粒子群的人脑功能划分方法

由于 fMRI 数据的高维性和低信噪比，现有一些划分方法，如 k-means、GMM、SSC 和 SC，表现出较弱的搜索能力和较差的划分质量。而 PSO 算法具有优于传统聚类算法的性能。受此启发，将 PSO 算法应用于人脑功能划分，并将其应用于楔前叶的功能划分。在分析 PSO 算法模拟机制的基础上，设计出了动态非线性惯性权重和基于种群拓扑的选择策略，进而提出了一种基于改进型 PSO 算法的人脑功能划分方法——DPPSO。

该方法首先通过谱映射将 fMRI 数据映射到一个低维空间，然后将粒子位置编码为由多个簇中心组成的聚类解，利用改进型 PSO 算法搜索更优的粒子位置。在搜索过程中，采用新设计的动态非线性惯性权重来平衡局部搜索和全局搜索，同时将基于粒子群拓扑的选择策略用于粒子更新公式中粒子个体的选择，以提高粒子群的多样性。最后，通过将得到的簇标映射到相应的体素上得到划分结果。在真实 fMRI 数据上的实验结果表明，DPPSO 不仅有较强的搜索能力，而且可以得到具有更强区域连续性和功能一致性的划分结构。

4. 基于人工水母搜索优化的人脑功能划分方法

人脑功能划分本质上是聚类问题，基于群智能算法的聚类具有优于传统聚类算法的性能。而人工水母优化算法较强的稳健性和全局搜索能力，有助于处理 fMRI 数据的高维性和低信噪比问题，所以提出一种基于人工水母搜索优化的人脑功能划分方法，并将其用于海马的功能划分。

该方法首先基于预处理的 fMRI 数据计算功能相关矩阵，并将其映射到低维空间。然后，将食物编码为由多个功能簇中心构成的聚类解，利用改进型人工水母搜索优化算法搜索更优的食物。在搜索过程中，采用融入迭代停滞的时间控制机制调控人工水母执行主动运动或被动运动，以提高全局搜索能力；针对主动运动设计适应度引导的步长确定策略，增强人工水母搜索的科学性和针对性。在真实 fMRI 数据上的实验表明，与其他一些划分方法相比，该方法不仅拥有较强的搜索能力，而且可得到具有更好空间结构和更强功能一致性的划分结果。

1.4.3 动态人脑功能划分方法

基于滑动窗口和人工蜂群算法的动态人脑功能划分方法

该方法针对动态人脑功能划分中滑动窗口参数配置和聚类算法低效两个焦点，设计了一种滑动窗口宽度确定策略；然后就雇佣蜂搜索和侦察蜂搜索分别提出了新的搜索策略，最终形成了一种新的动态人脑功能划分方法。

该方法由滑动窗口长度确定、功能状态识别和功能划分 3 个阶段组成。在第一阶段，利用提出的功能连接相似性最小性准则确定滑动窗口的长度，增强了滑动窗口捕捉人脑功能动态性的合理性。在第二阶段，使用改进型人工蜂群算法识别功能状态，其中基于混合策略的雇佣蜂搜索和动态半径约束的侦察蜂搜索策略增强了人工蜂群算法的搜索聚类性能。在第三阶段，利用该改进型人工蜂算法完成每个功能状态下的功能划分。基于 fMRI 数据的实验表明，该方法既有优于其他一些算法的搜索能力，又可以识别功能状态，并得到相应状态下具有更强功能一致性和区域连续性的划分结构。

面向 fMRI 数据的人脑功能划分进展

第2章

目前，已经涌现出了一些面向 fMRI 数据的人脑功能划分研究，但是从计算模型或机理的角度对这些研究进行系统综述的研究工作还没有。本章介绍 fMRI 数据采集和预处理过程、人脑功能划分及其基本流程，给出一种人脑功能划分方法的分类体系，并详细介绍其中主要的人脑功能划分方法，梳理人脑功能划分中常用的一致性度量和评价指标。

2.1 fMRI 数据

fMRI 是一种通过磁共振技术测量脑血管中血氧浓度的影像技术，可以无创地获得反映脑功能的数据，这样的数据称为 fMRI 数据。下面详细描述 fMRI 的基本原理、fMRI 数据的采集过程和 fMRI 数据的特点及预处理过程。

2.1.1 fMRI 的基本原理

fMRI 是由 Ogawa 提出的一种新的研究人脑的神经影像技术，被 Kwong 等人第一次用于人脑研究。其基本原理是：神经细胞集群活动时需要消耗氧气，这些氧气是通过神经细胞周围微血管中的血红蛋白输送过来的。因此，当神经活动加强时，其附近的脑血流和脑血容会增加以及时补充消耗掉的氧气，这会促使局部的血流增加。血流的增加量超过氧耗的增加量时，导致血流中的氧合血红蛋白相对增多，脱氧血红蛋白相对减少。而脱氧血红蛋白是一种顺磁性物质，其浓度的降低会导致 T2 加权像上相应局部区域的信号增强。fMRI 扫描仪以一定的时间分辨率对这种连续变化的磁信号采样，最终得到能够反映神经细胞（元）活动的时间序列。在核磁医学上，把由于氧合血红蛋白和脱氧血红蛋白浓度的变化而引起的磁共振信号的变化称为血氧水平依赖（blood oxygen level dependent，BOLD）效应，并把相应的磁共振信号称为 BOLD 信号或 fMRI 数据（时间序列）。

人脑是一个三维的立体结构，这就要求 fMRI 扫描仪的输出也是三维图像。针对一次全脑扫描来说，fMRI 扫描仪先对人脑进行隔层扫描再重构图像。具体来说，fMRI 扫描仪通过施加梯度场来确定某一特定的层面，再根据拉莫尔定理计算出该层面质子的进动频率；然后施加与其一致的射频脉冲，使该层面发生共振。由于某一层共振时会对其相邻层产生影响，所以 fMRI 扫描仪对全脑进行两次隔层扫描。在对成像中的每个体素进行空间编码后，fMRI 扫描仪进行三维脑图像的重建。

2.1.2 fMRI 数据的采集过程

使用 fMRI 技术进行科学研究或医疗诊断时，首先要得到相关被试的 fMRI 数据。fMRI 数据的采集是一个较为耗时费力的过程，数据的采集质量将对研究结果产生根本性的影响。fMRI 数据采集流程如图 2-1 所示。

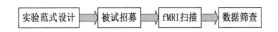

图 2-1 fMRI 数据采集流程

（1）实验范式设计

研究者根据自己要解决的实际问题和 fMRI 的特点及相关的认知知识设计出合理的实验范式，并提供相应的实验材料。实验范式设计得当与否将直接关系到问题能否被较好地解决。

（2）被试招募

研究者依据要解决的问题和设计的实验范式，招募合适的被试：①被试能按照事先设计好的实验范式完成实验；②被试的表型特征（如年龄、性别、教育程度等）尽可能一致或相似。在招募过程中，和候选被试讲清楚与实验范式相对应的实验流程，并把实验材料交给候选被试；候选被试同意后签署知情同意书，记录被试的相关信息，并进行一定的训练。

（3）fMRI 扫描

按照约定的时间，研究者把被试带到扫描机房门口并让其排好队；然后被试按照操作员的指令依次进入扫描机房，并根据实验范式和实验材料及事先协定好的扫描参数完成整个扫描过程；最后直到所有被试被扫描完为止。

（4）数据筛查

fMRI 数据的采集是被试、扫描仪操作员和实验设计等多方相互配合的过程，因此在扫描过程中有可能得到质量比较差的数据，这就需要操作员和研究者根据经验对数据进行筛查，将明显不合适的数据删除。如果条件允许，可以让相应被试重做一次扫描。

采集 fMRI 数据时，fMRI 扫描仪按一定的频率对人脑进行采样。每次采样产生一个三维人脑图像，体素是该图像中最小的成像单位。对同一个体素的多次采样值按时间（采样顺序）排列就得到该体素的 fMRI 时间序列，因此 fMRI 数据又称为 fMRI 时间序列。图 2-2 给出了 fMRI 数据示意。图中的框 A 表示通过采样得到的人脑图像，其中的两个小立方块表示两个体素。框 A 之后的时间序列表示这两个体素的时间序列。

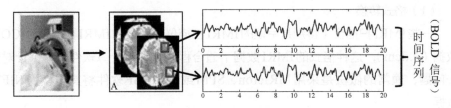

图 2-2 fMRI 数据示意

2.1.3 fMRI 数据的特点

fMRI 成像原理和被试的特点决定了 fMRI 数据的特点。

（1）信噪比较低

神经细胞及其周围血管的状态不仅受到神经活动的影响，还受到呼吸作用和生理作用等非神经活动的影响。被试在扫描仪中的状态也会带来噪声，如头动、做一些其他的思维活动等。随着 fMRI 扫描仪的开启，扫描仪有一个匀场的过程，同时它的温度也会有所上升。这些都会增加数据的噪声。

（2）数据维度较高

在人脑成像时，fMRI 会把人脑分割成数以万计的体素，然后以一定的时间分辨率不断对全脑采样。在 fMRI 数据处理中，一次全脑扫描通常被作为一个处理单元。而一个全脑的数据维数较高，会给程序操作带来困难，容易造成"维灾难"问题。

（3）数据分布差异较大

对参加数据采集的不同被试来说，人脑形状和体积的差异都是比较大的。这就使得不同被试的人脑数据在对应切片上和全脑上都有不同的数据分布，从而可能会给数据处理和结论的有效性带来不利影响。

2.1.4 fMRI 数据的预处理过程

针对上述 fMRI 数据的特点，目前比较一致的做法是，在处理 fMRI 数据之前，先对其做预处理。这样既可以提高数据的质量，也可以减小个体差异带来的不利影响。fMRI 数据的基本预处理流程如图 2-3 所示。

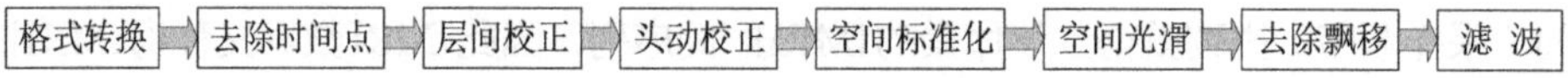

格式转换 ➡ 去除时间点 ➡ 层间校正 ➡ 头动校正 ➡ 空间标准化 ➡ 空间光滑 ➡ 去除飘移 ➡ 滤 波

图 2-3 fMRI 数据的基本预处理流程

（1）格式转换

一些 fMRI 扫描仪（特别是早期的 fMRI 扫描仪）产生的 fMRI 数据是 DICOM 数据（*.dcm），这种格式的 fMRI 数据不适合程序软件和计算软件处理。针对这一问题，通常的做法是采用 MRIcron、SPM 或 DPARSF 软件将其转换为 NIFTI 数据。

（2）去除时间点

在开始扫描的一段时间内，被试有一个身心的适应过程，而且 fMRI 扫描仪也有一个匀场的过程。因此，前若干个时间点的全脑数据被认为含有较高的噪声，需将其去除。

（3）层间校正

在采样一个全脑的数据时，fMRI 扫描仪先扫描奇数（或偶数）层，再扫描偶数（或奇数）层。因此，一个全脑的各层数据实际上并非是在同一时刻获得的。为了反映同一时刻全脑的 fMRI 数据，需运用插值的方法将每层数据校正到同一时刻上来。

（4）头动校正

在 fMRI 数据采集期间，被试通常平躺在 fMRI 扫描仪中。虽然 fMRI 扫描仪中有固定被试头部的软装置，但是被试的头部仍有或多或少的平动或转动。因此，需利用头动校正去除头动所带来的影响。

（5）空间标准化

由于每个被试的脑部在大小和形状上都不一样，只有将其标准化到某一个标准空间（如 MNI 空间）后才能进行统一的计算和比较。回波平面成像模板和 T1 像分割是常用的两种配准方式。

（6）空间光滑

经过空间标准化和配准之后，脑中有些部位可能配得不太好，如存在相邻体素信号突变等，因此需对之后的全脑图像进行空间光滑，以提高 fMRI 数据的信噪比。

（7）去除飘移

fMRI 扫描仪温度升高和被试的适应过程是导致 fMRI 信号飘移的两个主要因素。去除飘移可以降低非神经活动带来的影响。

（8）滤波

神经活动（尤其是静息态下）通常被认为是较低频的信号，因此需利用低通滤波器去除高频信号。

需要指出的是，上述过程是基本的预处理流程。由于研究和医疗诊断的具体需求不同，具体的 fMRI 数据预处理流程可能会有所差别。SPM、AFNI 和 FSL 等软件都可以执行上述预处理过程。

2.2 面向 fMRI 数据的人脑功能划分问题

人脑的功能研究可以在不同尺度上进行，目前大致可以分为微观尺度、中

（介）观尺度和宏观尺度。在微观尺度上，研究者采用膜片钳记录、微电极细胞内或细胞外记录等方法，力图从神经元的相互作用而引起神经系统状态的变化揭示人脑活动的规律；在中（介）观尺度上，利用场电位记录和光学成像等方法研究人脑的皮质柱（功能柱），试图在较大的尺度上研究人脑功能的组织性；宏观尺度上的人脑功能研究通常以人脑功能亚区为基本操作单位，揭示全脑或较大脑区的功能活动规律。相比之下，宏观系统层面上的人脑功能研究不但使需要处理的数据量相对较小，研究的结果也能够较好地表征生物学含义，而且与"人脑中的基本功能是由局部区域内的体素协同完成的"这一结论相吻合。因此，宏观尺度上的人脑功能研究受到众多学者的青睐，已成为目前较为主流的人脑功能研究方式。获得人脑功能分区是其中一个基础而又重要的步骤。人脑功能划分方法能产生人脑功能区域，为在区域系统水平上做进一步研究奠定基础。

2.2.1　基本概念

在fMRI扫描中，人脑被fMRI扫描仪中的磁场梯度分割成不同的体素，并通过扫描仪记录每个体素在不同时间点上的磁共振信号强度的变化，最终形成体素的时间序列。因此，fMRI时间序列反映了相应体素的功能活动，体素功能的一致性可以由这些时间序列（或导出数据）的相似性（同步性）来表征。简单地说，面向fMRI数据的人脑功能划分以体素的时间序列为基本数据，利用某种功能一致性度量策略（如皮尔逊相关）把全脑或局部脑区分割为功能一致性更强的若干个互不相交的脑功能（亚）区。更直观地讲，人脑功能划分就是通过某种功能一致性指标度量时间序列或由其提取出的特征的相似性，将与时间序列相对应的体素指派到不同的功能（亚）区/功能子区域划分中。由此可以看到，面向fMRI数据的人脑功能划分需要满足两个条件：①人脑功能划分产生的脑功能区内的体素信号具有较强的一致性；②人脑功能划分产生的脑功能区两两互不相交。

人脑功能划分产生的脑功能区体现了人脑的功能组织性，揭示了人脑的功能组织架构，使研究者可以在较大尺度上把握人脑的功能特征。

2.2.2　分类

受人脑复杂性和人脑状态及研究策略等因素的影响，人脑功能划分的分类角度是多样的。

根据划分操作时被试数量和是否考虑随机效应，人脑功能划分可分为单被试水平（single-subject level）人脑功能划分和组水平（group level）人脑功能划分。单被试水平人脑功能划分以某个被试的 fMRI 数据为输入，最后得到该被试的脑功能区集。因此，单被试水平人脑功能划分是对某个被试的脑功能区及其分布的反映，有利于做个体化的研究与应用，如脑疾病诊断与治疗等。单被试水平人脑功能划分不考虑被试间的变化，故在不同扫描上具有较高的可再现性。组水平人脑功能划分同时输入多个被试的 fMRI 数据，需要考虑到组内被试间的变化（随机效应），对其做组化处理，最终得到组水平的人脑功能区集。组水平人脑功能划分相对于单被试水平人脑功能划分更具一般性，因此有利于得到更加普适有效的结论。

从采集数据时被试所处的状态角度，人脑功能划分可以分为静息态人脑功能划分和任务态人脑功能划分。用于静息态人脑功能划分的 fMRI 数据是被试在静息态下采集的；被试在任务态时采集的数据用于任务态人脑功能划分。静息态下 fMRI 数据的采集比较容易，采集成本低，也比较适用于病人，因此基于静息态 fMRI 数据的人脑功能划分近些年研究得比较多。任务态下 fMRI 数据的采集要求被试在扫描过程中完成预先设计的任务，如看图片、听语音、运动等。任务态下人脑功能划分通常是研究人脑在某个特定任务下的活动特征。

在空间尺度上，人脑功能划分可以分为局部脑区功能划分和全脑功能划分。局部脑区功能划分是大脑的某个局部区域（如脑岛、杏仁核、视觉皮层、初级运动区、丘脑、楔前叶和躯体运动皮层等）的功能划分。局部脑区功能划分关注的是局部脑区的功能分布，对于研究脑神经疾病具有重要意义。全脑功能划分是对全脑做功能划分，得到全脑的功能区集，并把得到的全脑的功能区集及其分布称为全脑功能划分图谱。全脑功能划分图谱是对全脑功能区域分布的表示，可以使研究者对人脑功能有一个整体的把握，在人脑功能研究中占据着重要地位。

从人脑功能划分是否反映其活动过程性的角度，人脑功能划分可以分为静态人脑功能划分和动态人脑功能划分。静态人脑功能划分把扫描的一整段 fMRI 数据作为一次划分的输入，认为整个过程中人脑功能划分结构是静态的和不变的。动态人脑功能划分认为人脑的功能划分结构不是一成不变的，而是动态变化的，至少有若干个不同划分结构（状态）出现。目前，动态人脑功能划分鲜有研究，处于萌芽阶段。

2.2.3　基本流程

经过十多年的快速发展，不同的人脑功能划分方法已经涌现出来。通过对这些划分方法进行总结，可以得到面向 fMRI 数据的人脑功能划分的一般流程，包括以下 5 个步骤：数据采集、数据预处理、功能一致性度量设计、功能划分算法和划分结果的评价与解释，如图2-4所示。在该流程中，步骤①是 fMRI 数据采集的过程，采得的 fMRI 数据 A 的质量将对划分的结果产生不可估量的影响。步骤②对数据做预处理，得到较高信噪比的 fMRI 数据 B。步骤③是功能一致性度量设计，C 为设计的度量（以皮尔逊相关系数为示例）。不同的功能一致性度量将会得到不同的结果，因此功能一致性度量将对划分结果产生重要影响。步骤④设计人脑功能划分算法，结合步骤③定义的功能一致性度量对预处理后的数据做人脑功能划分，得到划分结果 D（以全脑划分为示例）。步骤⑤根据指标对划分结果做出评价，并给予一定的生物学解释。由于人脑功能划分的目的是利用其结果对人脑功能特性进行分析，所以人脑功能划分算法是该流程中的核心步骤。

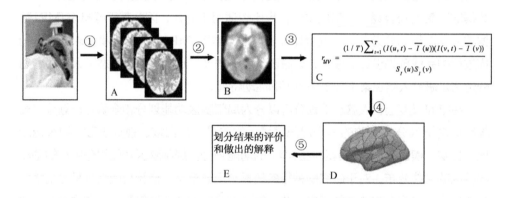

图2-4　面向 fMRI 数据的人脑功能划分的基本流程

2.3　面向 fMRI 数据的人脑功能划分方法

人脑功能是十分复杂的，具有分离性和动态性的特点。从功能划分是否反映人脑活动过程性的角度，面向 fMRI 数据的人脑功能划分方法的研究可以分为静态人脑功能划分方法研究和动态人脑功能划分方法研究。下面将从静态人脑功能划分方法、动态人脑功能划分方法两个方面对面向 fMRI 数据的人脑划分方法的研究现状进行较为系统的介绍。

2.3.1　面向 fMRI 数据的静态人脑功能划分方法

十多年来，研究者以 fMRI 数据为基础，利用不同的方法研究人脑的功能划分。迄今为止，根据所采用的计算模型和机理的不同，这些静态人脑功能划分方法可以粗略地分为传统聚类的划分方法和非传统聚类的划分方法。传统聚类的划分方法又可细分为基于划分聚类的划分方法、基于层次聚类的划分方法、基于谱聚类的划分方法和基于模糊聚类的划分方法；非传统聚类的划分方法又可细分为基于概率分布模型（probability distributed model，PDM）的划分方法、基于字典学习的划分方法、基于区域增长的划分方法、基于独立成分分析（independent component analysis，ICA）的划分方法和基于自组织映射（self-organizing map，SOM）的划分方法。静态人脑功能划分方法的分类体系如图 2-5 所示，每类方法又可包含不同的具体算法。

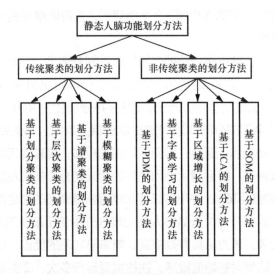

图 2-5　静态人脑功能划分方法分类

1. 传统聚类的划分方法

人脑功能划分把大脑或脑区划分为功能高度一致的子区域，传统聚类的划分方法是静态人脑功能划分方法中最为常用的一类划分方法。传统聚类的划分方法根据聚类机制的不同又可细分为如下 4 种方法。

（1）基于划分聚类的划分方法

划分聚类方法根据使用的相似性度量把给定的数据对象集分割为 K 个簇（划分），任何两个簇都没有重叠。该聚类方法与人脑功能划分的思想类似，因此被较多研究者用于人脑功能划分。其中比较常见的是把划分聚类算法应用在基于功能相关图相似性的聚类中。

文献[3]把内侧额叶皮层中的每个体素和全脑灰质体素做功能相关，得到归一化的功能相关图，计算出衡量体素相关图相似性的功能相似矩阵 S；接着把 k-means 算法应用于 S，得到内侧额叶皮层上的两个簇。实验结果表明，这两个聚类功能亚区具有各自的功能连接模式，分别与辅助运动区和前辅助运动区相对应。文献[73]首先在脑岛上创建 10 个感兴趣区（region of interest，ROI），计算每个 ROI 静息态功能连接的 t-map，把这些图以矩阵的形式存储，并计算出功能相似性矩阵；然后利用排序算法对相似性矩阵进行排序，使得元素与其到对角线距离平方之积的和最小。运行 k-means 算法多次，得到与文献[83]相似的结果：脑岛被划分为脑岛前侧、脑岛中部和脑岛后侧 3 个功能亚区，这说明脑岛是一个多功能体，可以进一步做功能分离。

另一种常见的做法是直接对功能连接矩阵做划分聚类。文献[76]把 k-means 用于纹状体的功能划分。首先使用自动解剖标记（automated anatomical labeling，AAL）模板提取构成纹状体的尾状核和壳核并分别作为 ROI，计算每个被试的 ROI 中体素与大脑余下部分的体素间的皮尔逊相关系数，得到每个被试的相关矩阵；然后对其施加费希尔 Z 变换，得到平均相关矩阵；接着使用 k-means 算法对上述平均相关矩阵做聚类，得到尾状核和壳核的功能划分（实验发现，尾状核和壳核的最优簇数目分别为 9 和 6）；并用信息变化度量衡量聚类的稳定性。

基于划分聚类的划分方法是静态人脑功能划分中使用最多的方法，k-means 算法是其中的典型代表。该方法具有效率高、简单易实现的优点。但是也存在一些缺点：①算法的运行结果对初始值敏感，往往需要运行多次；②需要预先确定或不断试探簇的数目；③不能有效地处理非球形簇和不同尺寸的簇，对离群点敏感。因此，该方法适用于对有一定先验知识的脑区做功能划分。

（2）基于层次聚类的划分方法

层次聚类是一种重要的聚类方法，依据数据对象间的相似性程度把数据对象组织成树形的层次结构。这种方法有利于多粒度地研究人脑功能划分，因此也被应用于人脑功能划分。基于层次聚类的划分方法在静息态 fMRI 数据中用得较多。文献[71]首先采用 ROI 中每个体素的时间序列与其平均时间序列的均方根误差作为该 ROI 的功能一致性度量，并选取具有局部最小均方根误差的 ROI 作为稳定种子点；

然后把种子点作为人脑功能划分的初始簇；最后使用沃德层次聚类算法对上述初始簇做层次聚类，得到功能簇树。功能簇树的不同切割，可得到不同粒度的人脑功能划分图谱。与标准切割（normalized cuts，NCUTS）算法相比，该算法结果的重现性较高，且随着划分数的增加而增加。而 NCUTS 算法结果的重现性随着划分数的增加而降低，可能的原因是空间约束和严格的簇规模限制在很大程度上影响了结果的重现性。文献[94] 首先用格拉姆-施密特正交化技术处理信号来降低头动带来的不利影响，并通过计算体素的平面回波成像强度及其标准差去除信噪比较低的体素；然后通过相关系数的谱分解定义一种体素间距离的新度量，并在此基础上使用单链层次聚类算法对 fMRI 数据做功能聚类；最后通过计算链的不一致系数和设置相应阈值来决定最终的簇数目。

基于层次聚类的划分方法也被应用于任务态 fMRI 数据的人脑功能划分。文献[72] 提出了一种有监督的聚类方法，通过有监督聚类找到信息丰富的功能区来推测大脑的状态和被试的行为。该方法使用空间约束的沃德层次聚类算法对体素进行聚类；然后对聚类树做自上而下的有预测分数度量的有监督修剪，通过贪婪的方法最大化度量修剪优劣的预测分数；最后使用划分中团块的平均信号进行目标预测。修剪后具有最高预测分数的子树集对应全脑的一个功能划分。视觉刺激的 fMRI 实验结果表明，新方法产生的簇由于良好的分离性而更具可解释性，比基于体素的方法具有更可靠的预测性。

基于层次聚类的划分方法是静态人脑功能划分中常用的方法，能够以聚类树的形式表示聚类的过程。在聚类前，可加入一些信号的微处理操作，如格拉姆-施密特正交化和过滤器等，以提高信号的信噪比。在聚类过程中，往往选择单链算法、平均链算法和沃德层次聚类算法度量簇间的相似性。聚类树显示了聚类的过程，也反映了子簇间的功能信息。该方法的优点是可以使研究者在不同粒度上研究人脑的功能划分；不足之处在于该方法难以确定最后的划分结果，且对数据噪声非常敏感，往往需要较高的计算和存储代价。

（3）基于谱聚类的划分方法

谱聚类以谱图理论为基础，通过在计算亲合力矩阵的特征向量的基础上选择若干个特征向量组成新的数据点来进行聚类，把聚类问题转化为图的最优化问题。作为一种新的聚类方法，谱聚类在静态人脑功能划分中也得到了应用，并取得了积极成果。例如，Craddock 等人提出了一种基于空间约束的 NCUTS 人脑图谱生成方法。该方法把组平均划分策略和两水平组划分策略分别用于静息态 fMRI 数据的全脑划分，并施加空间约束；最后得到功能一致和空间连续的全脑功能图谱。实验结果表明，时间相关性组平均的重现性要高于空间相关性组平均的，时间相关性和空间相关性在两水平聚类上相比也是如此，可能的原因是空间相关性在个体间存在较大差异；组平均过程会使功能区域间的边界变得模糊，因此两水平组划分策略要优于组平均划分策略。文献[101]提出了一种利用融合先验信息的半监督谱聚类算法对布罗德曼（Brodmann）第44、45区做功能亚区划分的方法。该方法有效地将前人的研究作为先验信息，利用脑区的细胞构筑、结构或功能等信息来确定部分可靠的分类初始点，抑制噪声对分割边界的影响。该算法将扣带回分割为6个功能亚区，得到的结果不仅体现了个体的差异性，而且反映了亚区内的功能同质性。

基于谱聚类的划分方法也可用于重要脑区的功能划分。文献[79]把谱聚类用于初级运动皮层的功能划分，利用Type II Eve图谱把初级运动皮层作为ROI提取出来，创建ROI中每个体素和全脑除该ROI之外的所有体素的功能连接图，并计算相应的eta^2方阵；然后把谱聚类算法用于该方阵，得到一个二值方阵（若两个体素属于一个簇，相应元素为1，否则为0），对所有被试的二值方阵做组平均得到一致性矩阵；再将谱聚类用于组水平的一致性矩阵，得到组水平的聚类结果。实验中使用戴斯系数衡量组间的空间相似性，进而确定谱聚类中簇的数目。但是该方法需要对簇的数目做出估计。文献[70]充分考虑到fMRI数据信噪比低和扫描时间较短的特点，提出了一种融合收缩估计器（shrinkage estimator）的划分方法。该方法首先建立收缩模型：把两个体素间的观测度量表示为真实度量和度量误差的和，设计出能够体现个体方差和组方差的收缩估计参数，并得到真实度量的收缩估计器的表示形式；然后根据收缩估计模型和静息态fMRI数据计算出被试的相关性收缩估计，利用谱聚类算法对个体被试做功能划分。该方法把体素间的相关性用收缩估计的形式表示，并作为谱聚类的输入。在模拟数据和真实数据上实验表明，该方法在误差平方和与戴斯系数两个指标上均取得了较好的效果，且具有良好的稳定性。

谱聚类划分方法利用亲合力矩阵及其特征向量减少计算量，并且具有能在任意形状的样本空间上聚类且收敛于全局最优解的优点。NCUTS算法是谱聚类算法的典型代表，常见的还有KVV算法和NJW算法等。该类方法的主要缺陷在于目前没有十分有效的选择特征向量或分裂点的方法，而这会对聚类的结果产生至关重要的影响。为此，人们常常从提高数据质量和改进其性能两方面来减少这种影响。

（4）基于模糊聚类的划分方法

模糊聚类首先通过建立模糊矩阵来表达数据点属于某个类别的不确定性，然后依据隶属度来确定聚类关系。在人脑高度复杂的背景下，该聚类算法也得到了应用。文献[68]将模糊聚类用于人脑视觉皮层的功能划分。首先随机初始化每个体素属于每个簇的隶属度，并根据体素的时间序列计算簇的中心点；其次使用组内误差和度量聚类结果，并使用拉格朗日因子法极小化误差；最后计算体素的隶属度，如此重复，直到两次迭代之间的差值小于某个值为止。

文献[82]给出了一种新的多被试划分方法，分为被试内划分和被试间划分两个部分。在第一部分，首先用图对每个被试的fMRI数据建模，点和边分别模拟体素和体素间的相邻关系，边的长度代表了功能信息；然后使用迪杰斯特拉算法计算图中任何两个点之间的距离，并得到一个全局的距离矩阵；接着计算出该矩阵的多维标度表示，对此表示实施模糊C均值聚类，得到个体功能划分。在第二部分，首先通过对多被试数据中体素的功能特征做模糊C均值聚类，找到多被试水平的原型；其次识别出基于被试的原型实例；最后根据原型最近指派原则得到被试的划分。

基于模糊聚类的划分方法通过隶属度来表达体素类归属的不确定性，具有一定的抗噪性。然而，该方法计算量大，迭代过程中容易陷入局部极值点。

总体来说，传统聚类的划分方法是静态人脑功能划分中最为常用的一类方法：基于划分聚类的划分方法简单高效，但结果不稳定；基于层次聚类的划分方法可以全面地反映聚类信息，但是计算和存储代价较大；基于谱聚类的划分方法能够利用相应的特征向量提高聚类效率，但是特征向量的选择和分裂点的确定比较困难；基于模糊聚类的划分方法更能准确地反映真实的人脑，比较适用于组水平人脑功能划分。

2. 非传统聚类的划分方法

除了上述传统聚类的划分方法，近年来也涌现出了许多基于其他计算模型或机理的静态人脑功能划分方法，如基于PDM的划分方法、基于字典学习的划分方法、基于区域增长的划分方法、基于ICA的划分方法和基于SOM的划分方法等。

（1）基于PDM的划分方法

基于PDM的划分方法是用某种概率分布模型对人脑体素建模，把划分问题转化为模型的最优化问题。这种方法借鉴了统计、最优化等领域中的内容，为研究人脑功能划分提供了一种新思路。2013年，Ryali等提出了一种新的概率划分框架。该框架使用冯·米塞斯-费希尔分布对体素的fMRI时间序列进行建模，通过马尔可夫随机场对隐藏的簇标签建模并施加空间光滑性约束，同时利用簇标签代价约束数据中簇的数目。根据模型参数用 α-扩展估计簇标签，然后通过最大化伪似然对数估计模型参数，不断迭代直到收敛。该划分框架可以自动探测簇的数目，是传统的k-means和EM算法的扩展，具有较好的稳定性。2015年，Honnorat等人针对大脑皮层功能划分，提出了一种基于地测图分割和星形先验的划分方法，该方法以马尔可夫随机场为框架，其中的势能函数由单体素势能、划分代价和星形先验3部分组成，其中，划分代价惩罚了一个新划分（类）的出现，星形先验约束了划分的空间连续性。该方法不断迭代最小化势能函数，直到收敛。实验结果显示，与沃德层次聚类和谱聚类相比，该划分方法的结果具有较高的戴斯系数值和功能聚集系数，即具有较高的重现性和一致性，而且划分数也不需要预先指定。文献[84]给出了一种针对多被试fMRI数据的功能一致性脑区的划分方法。该方法使用了概率层次模型：在单被试层中，使用隐藏二值指示器向量表示体素所归属的簇，归一化响应向量，并用定向冯·米塞斯-费希尔分布作为响应向量似然模型的近似；在多被试层中，簇的中心被看作随机变量，建立簇中心的似然模型，然后联合这两个层次的模型，采用变异的贝叶斯方法求解参数的估计问题。该概率层次模型划分方法能够充分考虑被试间的差异，实现信息共享，进而得到较为健壮的结果。文献[89]提出了一种基于fMRI数据的大脑空间激活模式的无监督划分方法。该方法把连接的描述问题形象地表示为体素集的划分问题，并建立混合模型：体素的fMRI信号由混合概率分布模型生成；把划分的功能区类别看成一个系统，用正态分布模拟类别条件密度；利用EM算法迭代地估计混合模型中的参数，使其对fMRI信号的拟合度不断提高。在视觉任务态fMRI数据上的实验表明了划分的有效性。该方法有两个优势：消除了对种子选择的敏感性；不需要选择相关性阈值。因此，该方法比较适合基于种子点的人脑功能划分。

基于PDM的划分方法利用概率分布模型把人脑功能划分问题转化为优化问题，能够得到满足某种准则的最优划分。这类方法的优点在于：①划分的功能亚区数作为参数被估计出来；②有利于层次模型间信息的共享，能够更灵活、更真实地反映被试间的差异，比较适用于组水平人脑功能研究。但是这类方法在建模过程中要把体素信号和类（簇）分布等模型化为某种分布模型，这一点并没有较为可靠的理论基础；在优化过程中需要估计的参数也较多。

（2）基于字典学习的划分方法

基于字典学习的划分方法首先通过某种学习框架得到具有较强表达能力的字典，然后把研究对象表示成字典元素的组合，并通过体素强度阈值或功能模式等得到人脑功能亚区。文献[78]提出了一种新的基于总变差-多被试字典学习的划分方法。该方法以文献[107]中多被试字典学习方法为基础，使用随机坐标下降策略、图像梯度和自适应双差控制策略等手段提高多被试字典学习方法的效率，得到连续图集；然后通过对这些图施加稀疏的总变差惩罚策略（L1正则），得到一些显著的特征；最后选择图集中体素强度的阈值，并从中抽取功能脑区。实验结果表明，该方法抽取的脑区较k-means和沃德层次聚类具有更好的结构性和稳定性。文献[85]

设计了一种新的基于字典学习框架的多被试稀疏编码模型，该模型以功能分离性和功能简并性两个基本的神经科学原理为基础，首先对人脑反映做稀疏编码，表示出特定任务的对比图与功能模式字典和功能网络的关系；然后把多个被试的空间数据做连接，得到一个增强的字典表示形式；最后为了提高运行效率，对字典做随机效应的结构化处理，并控制增强字典中被试内和被试间功能模式变化的比率，增加空间对应的一致性。通过运行算法，得到功能模式字典，从中挑选出具有特定功能的人脑子区域。

基于字典学习的划分方法比较灵活，字典的内容和表示形式可以多样化，而且容易加入空间约束、稀疏编码和分布模型等策略。与传统聚类的划分方法相比，该方法具有处理组水平人脑功能划分的优势；其不足之处是比较耗费运算资源和时间，约束的复杂性也限制了字典的大小。

（3）基于区域增长的划分方法

基于区域增长的划分方法是一种比较直观的方法，初始时把每个体素作为功能区域，然后根据功能一致性准则迭代地合并相邻区域或向区域中加入与其相邻的体素，直到满足终止准则为止。文献[81]提出了一种基于脑区增长的人脑功能划分方法，该方法分为脑区增长和脑区选择两个阶段。在脑区增长阶段，首先把每个体素初始化为一个脑区，计算出每个脑区的边界体素集；根据预定义的一致性准则把遍历脑区后找到的最一致的邻居体素加入相应脑区，并更新相应脑区的边界体素集，直到没有体素可以加入脑区为止，最终得到脑区集 A。在脑区选择阶段，定义一个空的脑区集合 S，先把最大的脑区加入集合 S，删除 A 中与当前最大脑区有重叠的脑区，如此反复进行，直到 A 中剩余脑区的大小满足预先设定的阈值。为了得到与任务相关的脑区，把脑区的平均时间序列与定义好的参考做相关处理，相关系数满足预先设定阈值的脑区被认为和某个任务相关。该方法是一种寻找与特定任务相关的功能脑区的新方法，与模糊 C 均值相比，该方法能够得到更大和连续性更强的功能亚区，且不需要预先指定功能亚区的数目，但其缺点是比较耗时。文献[86]提出了一种区域增长算法，首先把灰质中的每个体素初始化为一个脑功能区，然后根据相似性准则和相互最近邻规则迭代地合并相邻的可以合并的脑功能区（若一个脑功能区的大小超过了预定义的阈值，则不再参加合并），直到所有脑功能区的大小都达到预定义的阈值或再也没有脑功能区可以合并为止，最后输出大脑皮质层的一个功能划分。

基于区域增长的划分方法不需要指定划分的子区域数，得到的人脑功能亚区具有连续性强的特点，目前较多地用于任务态的人脑功能划分，但是该方法的计算量较大。

（4）基于ICA的划分方法

基于ICA的划分方法对体素的fMRI时间信号（时间序列）在空间上做独立成分分析，并将独立成分覆盖的区域作为划分区域。文献[109]首先利用DPARSF软件对fMRI数据做预处理，然后通过高阶ICA将全脑fMRI信号分解为100个独立成分，删除来自头动、白质、脑积液和高频信息等的48个独立成分，剩下的52个独立成分中有4个落在脑岛上，因此脑岛被划分为4个功能亚区。Hale等人首先使用丘脑掩膜（mask）提取预处理后的丘脑fMRI数据，然后对其分别做10成分和20成分的组水平独立成分分析，得到丘脑的10个和20个功能亚区。文献[111]利用ICA对静息态和任务态下全脑的fMRI信号做独立成分分析，得到独立成分数不同的空间划分图，实现全脑的功能划分；然后将这些空间划分图作为特征用于支撑向量机的训练和预测。

基于ICA的划分方法容易发现fMRI数据中潜在的结构，但由该方法得到的独立成分是不稳定的，而且划分结果的可解释性较差。

（5）基于SOM的划分方法

基于SOM的划分方法，首先把体素信号表示为人脑其他体素信号的线性形式，然后利用SOM网络对体素进行分类。文献[88]提出了一种基于SOM和功能连接的划分方法，该方法对杏仁核做出功能划分。所提方法首先使用Harvard-Oxford图谱提取出杏仁核并作为ROI；然后通过广义线性模型对该ROI与全脑其他体素间的功能连接做出估计，ROI中每个体素值表示为全脑其他体素的线性形式，估计出相应的β值，并把对该体素线性表示中的所有β值组合成一个向量；最后把相应的向量作为修正的SOM的输入，使用科荷伦学习规则更新神经元的权重，通过对ROI中体素的连接图（向量）做聚类实验对相应体素进行划分。该方法利用体素的状态模式训练SOM网络并分类，能够更好地适应不同的分布情况，具有一定的并行性，但是SOM的训练过程较慢，容易受输入次序的影响。

此外，一些融合性的方法也被提出。文献[113]提出一种融合结构特征和功能信息的概率性划分方法。该方法对预处理后的功能数据做广义线性模型分析，并得到任务态的功能活动图；然后建立适合表示脑回的球面坐标系统，并定义节点间的距离；最后联合功能信息和结构信息，利用基于贝叶斯形式的概率聚类算法做聚类，通过贝叶斯变分近似方法对模型的成分数K和参数γ做优化。该方法提供了一种洞悉大脑组织功能地形的方式。文献[114]提出了一种集成主成分分析和受监督的亲合力传播聚类的人脑功能划分方法。该方法首先考虑到fMRI数据量大和计算复杂的特点，使用主成分分析对fMRI数据做预先处理，得到噪声更少的高质量数据；然后，由于亲合力传播聚类算法中簇的数目受到表达自相似性的参数p的影响，所以使用轮廓系数监督和优化聚类的质量，同时自动搜索更优的参数值；最后利用优化算法对预处理后的 fMRI 数据聚类，识别出蕴含在其中的功能模式。

2.3.2 面向 fMRI 数据的动态人脑功能划分方法

人脑是一个信息处理系统，其功能具有动态性的特点。2013年，曾令李等人利用 k-means 对单时间相位模式聚类的方法研究了人脑的动态时空特性，结果表明脑区内部在时域上动态地遵守截然不同的组织边界和功能边界。2015年，Ji等人通过滑动窗口研究丘脑和人脑皮层连接的动态变化，进而识别出不同的功能状态，然后使用标准化谱聚类做特定状态下的丘脑功能划分。2016年，Chen等利用高斯隐马尔可夫链对人脑状态的切换过程建模，识别出静息态人脑的9个状态；接着，通过滑动窗口将丘脑和大脑皮层的 fMRI 时间序列窗口化，计算每个窗口下丘脑-皮层的连接矩阵，将所有被试的连接矩阵按时间连接，并用标准化谱聚类得到丘脑-皮层连接在组水平上的9个状态；最后，针对每个状态使用标准化谱聚类对丘脑进行功能划分。

由此可以看出，与静态人脑功能划分相比，动态人脑功能划分可以反映人脑功能活动的过程，是更高级、更深入的研究。动态人脑功能划分的研究比较少，还处于萌芽阶段。因此，人脑功能的动态性尚未研究清楚，动态人脑功能划分方法的性能也有待进一步提高。

2.4 常用功能一致性度量和评价指标

功能一致性度量是研究者定义的用于衡量脑区或体素功能相似性的指标（甚至是模型）。它是人脑功能划分方法做划分操作的依据，也是该方法中可以灵活设计的重要内容之一。

2.4.1 常用功能一致性度量

功能一致性度量的优劣将对人脑功能划分的结果有着决定性的影响。到目前为止，研究者在分析人脑功能特点和函数特性的基础上提出了一些具有代表性的功能一致性度量，如表2-1所示。

表 2-1　人脑功能划分中常用的功能一致性度量

文献	度量名称	表达形式	特点
Biswal 等人	皮尔逊相关	$r_{uv} = \dfrac{(1/T)\sum_{t=1}^{T}(I(u,t)-\overline{I}(u))(I(v,t)-\overline{I}(v))}{S_I(u)S_I(v)}$ $I(\cdot,t)$ 表示 t 时刻的体素值，$\overline{I}(\cdot)$ 表示体素的平均值，T 表示时间序列的长度，$S_I(\cdot)$ 表示体素值的标准差	对两个时间序列相关性的统计度量，计算较为简单，是一种较为简单朴素的度量方式。相关系数越大，两个时间序列的一致性越强
Shen 等人	亲合度	$w(u,v) = e^{-\left(\frac{\|f_u - f_v\|}{\sigma}\right)^2} \cdot S_1(u,v)$ $\|f_u - f_v\| = 2 - 2r_{uv}$ f_u 表示体素 u 被标准化后的时间序列；当 u 和 v 为 K 最近邻时 $S_1(u,v)$ 取 1，否则取 0；σ 为尺度参数	只考虑功能距离意义上最近邻的 K 个点，并使用了与高斯平滑核函数相似的形式，因此既考虑了功能距离，又具有一定的平滑性。该度量减少了划分方法的计算量，增强了划分结果的空间连续性
Van Den Heuvel 等人	相似亲合度	$w(u,v) = r_{uv} \cdot S_2(u,v)$ $S_2(u,v) = \begin{cases} 1, & \text{若 } r_{uv} > rc \\ 0, & \text{其他} \end{cases}$	把连接限制在功能距离上比较近的体素间。相似亲合度量形式和计算简单，仅考虑了功能距离上的近邻性。这种阈值化的度量提高了结果的抗噪性
Craddock 等人	亲合力	$w(u,v) = r_{uv} \cdot S_2(u,v) \cdot S_3(u,v)$ $S_3(u,v) = \begin{cases} 1, & \text{若 } r_{uv} < r \\ 0, & \text{其他} \end{cases}$	该度量不仅考虑了功能距离的邻近性，也考虑了空间距离的相邻性，符合人脑功能的区域性特点。空间距离约束了划分结果的连续性，功能距离排除了弱相关性，提高了划分结果的抗噪性和准确性
Cheng 等人	功能相似性	$w(u,v) = fc_{uv} \cdot e^{(-\|\vec{u}-\vec{v}\|_2/\sigma^2)} \cdot S_3(u,v)$ $fc_{uv} = \begin{cases} r_{uv}, & \text{若 } r_{uv} > 0 \\ 0, & \text{其他} \end{cases}$ σ^2 表示空间距离的尺度参数	该度量考虑了正（相关）的功能连接，高斯权重在一定程度上具有高斯平滑核的作用，同时也考虑了空间距离邻近性。该指标对负相关功能没有划分效果，以空间距离为高斯权重增强了划分结果的连续性和平滑性
Cohen 等人	eta^2	$eta^2 = 1 - \dfrac{\sum_{i=1}^{n}[(a_i - m_i)^2 + (b_i - m_i)^2]}{\sum_{i=1}^{n}[(a_i - \overline{M})^2 + (b_i - \overline{M})^2]}$ a_i、b_i 分别表示相关图 a 和相关图 b 中位置 i 上的值，m_i 表示这个图中位置 i 值的平均，$\overline{M}$ 是两个相关图所有位置的平均或 m_i 的平均	该指标用于度量两个（种子）体素的相关图的相似性，其值越大相似性越高，能更准确地度量相关图间的相似性，得到功能一致性更强的划分结果

注：表中相同的符号表示相同的含义。

　　这些功能一致性度量的形式从简单到复杂，说明研究逐步深入，反映了研究者思考问题角度的多样性。从表 2-1 可以看到，这些功能一致性度量大致上可以分为两类：

①基于时间序列的功能一致性度量——直接计算时间序列的同步性；②基于功能连接的功能一致性度量——计算功能连接的相似性。

两者的关系是由体素的时间序列导出功能连接。对这些度量的考查，既有利于加深对问题本质的理解，也有助于提出更适合实际的度量。

2.4.2 常用评价指标

不同的人脑功能划分方法有不同的特点，会产生不同的划分结果。因此，为了评价人脑功能划分结果的质量和不同划分方法的性能，研究者对评价指标也进行了研究。迄今为止，也出现了一些评价指标，但是比较常用的指标有以下几个。

1. 戴斯系数（Dice coefficient，DC）

不同的划分方法对相同组被试和同一方法对不同组被试做划分均会产生不同的划分结果。为了度量划分结果的重叠性（再现性），DC 被许多研究者所使用。该系数于 1945 年由 Dice 提出，其定义为：

$$DC = \frac{1}{K}\sum_{i=1}^{K}\frac{2\times|X_i\cap Y_i|}{|X_i|+|Y_i|} \tag{2-1}$$

其中，K 是划分后簇的数目，X_i 和 Y_i 分别表示不同划分结果中的簇。$|X_i\cap Y_i|$ 表示 X_i 和 Y_i 两簇中相交（共有）的体素（像素）的个数，$|X_i|+|Y_i|$ 表示 X_i 和 Y_i 两簇中体素（像素）的个数之和。很明显，DC 的取值范围为 0 ~ 1。DC 越大，两个划分结果的重叠度越高。DC 既可以用来度量某划分方法对同一被试在不同扫描上划分结果的重叠性，也可以用来刻画同一划分方法对不同被试划分结果的重叠性。因此该指标在一定程度上反映了人脑功能划分方法的稳定性。

2. 轮廓宽度（silhouette width，SI）

划分结果的功能一致性是评价划分方法性能最重要的指标之一，也是对构建人脑功能划分图谱的本质要求。SI 于 1987 年被提出，常用来度量划分结果的功能一致性，定义如式（2-2）~ 式（2-4）：

$$SI(C) = \frac{1}{K}\sum_{k=1}^{K}\frac{a_k - b_k}{\max\{a_k,b_k\}} \tag{2-2}$$

$$a_k = \frac{1}{n_k(n_k-1)} \sum_{i,j \in c_k, i \neq j} s(v_i, v_j) \tag{2-3}$$

$$b_k = \frac{1}{n_k(N-n_k)} \sum_{i \in c_k} \sum_{j \notin c_k} s(v_i, v_j) \tag{2-4}$$

其中：C 表示一个聚类结果，由 K 个簇组成；c_k 表示第 k 个簇；$s(v_i, v_j)$ 表示体素 v_i 和 v_j 的相似性；N 是参与划分的体素总数。SI 度量了簇相对于聚类划分的紧致性，从相对值的角度平均地衡量了划分结果的功能一致性。

3. 光滑性（smoothness，SM）

随着人脑功能划分方法研究的深入，人脑功能划分结果的评价也趋于多样化。对于具有相同聚类质量的结果，研究者还要关注其光滑性。Wang 等人于 2009 年提出一种光滑度量，定义如下：

$$SM = \frac{N - \sum_{u \in V} \sum_{v \in N_u} \chi(u,v)}{N} \tag{2-5}$$

其中，V 表示一个划分，u、v 是 V 中的体素，N 为 V 中的体素数，N_u 是 u 的邻居体素的集合。当 u、v 属于相同的簇时 $\chi(u,v)$ 取 0，否则 $\chi(u,v)$ 取 1。边界长度越短，SM 越大，划分结果越好。功能亚区的边界较短意味着其有相对规则的形状，这有益于人脑手术和类脑智能的发展，因此在聚类质量相同的情况下倾向于边界长度更短的结果。

4. 功能聚类系数（functional clustering index，FCI）

为了度量功能划分结果的全局功能一致性，文献[5]提出了 FCI 度量指标，它是邓恩指标（Dunn index）的变种。FCI 的定义形式如式（2-6）~式（2-8）：

$$FCI(X) = \frac{\min_{i,j}\{1 - \langle z(\chi_i), z(\chi_j) \rangle\}}{\max_i \Delta(\chi_i)} \tag{2-6}$$

$$\Delta(\chi_i) = 1 - f^{-1}\left(\frac{1}{|\chi_i|} \sum_{p \in \chi_i} f(\langle z_p, z(\chi_i) \rangle)\right) \tag{2-7}$$

$$f(r) = \frac{1}{2} \ln\left(\frac{1+r}{1-r}\right) \tag{2-8}$$

其中，X 表示一个划分，$z(\chi_i)$ 表示亚区 i 的标准归一化信号。由以上公式可以看到，FCI 是划分中两个亚区的最小皮尔逊距离与划分中亚区的最大异质性的比值，它是从划分中亚区间和单个亚区的角度考虑的。当划分中的每个亚区的功能一致性增加和团块间的皮尔逊距离增加时，FCI 的值会增大。FCI 的值越大，说明划分的结果越好。

上述几个常用评价指标从不同角度衡量了人脑功能划分的结果，为人脑功能划分方法的比较提供了方便。但同时也应该看到，这些评价指标是零散的，并没有形成系统的评价体系。

2.5 面向 fMRI 数据的人脑功能划分应用

人脑功能划分反映了大脑功能区域的分布，揭示了大脑功能的区域性和分离性等特点，为进一步研究人脑功能和人脑疾病提供了帮助。处于基础性重要地位的人脑功能划分主要在以下几个方面得到应用：

- 人脑功能划分产生的人脑功能区被抽象为节点，可用于人脑功能网络的创建；
- 人脑功能划分用于人脑疾病的研究和诊断；
- 人脑功能划分用于预测被试的状态。

人脑的超复杂性，使得研究者想到利用复杂的网络技术研究人脑，如人脑结构网络和人脑功能网络。边和节点是其中的两个基本要素：边表示网络中两个节点功能的依赖程度，这种依赖程度可以通过皮尔逊相关系数、偏相关系数等指标度量；节点是对脑区的抽象，被抽象的脑区应该具有功能一致性。而人脑功能划分产生的脑功能区具有较高的功能一致性，因此研究者把由此产生的脑功能区用于脑功能网络的构建。

Chang 等人把脑功能划分用于脑岛功能的研究中，首先利用 k-means 聚类方法对脑岛做基于功能连接的脑岛功能划分，得到脑岛背前侧、脑岛腹前侧和脑岛后侧 3 个功能亚区，并利用多层次多元回归方法识别出分别与这 3 个功能亚区相连接的 3 个共激活子网；然后使用元分析方法对上述 3 个功能子网做解码分析。实验结果表明：正向推理中脑岛背前侧网络相对其他两个子网络有更强的一致性，逆向推理中这 3 个子网显示出明显的功能特异性；脑岛背前侧网络与高级认知任务和执行控制有关，脑岛腹前侧网络与情感、自主神经功能和化学感受等有关，脑岛后侧网络与感觉、运动和语言等有关。

Finn 等人把脑功能划分应用于脑功能网络的创建，首先采集正常被试和失语症被试的 fMRI 数据，按年龄分为少年组和成人组并做预处理，利用脑功能划分方法对这两个组做全脑功能划分，分别得到 205 和 207 个脑区（节点）；然后计算每个被试的连接矩阵，做显著性统计测试后得到相应的全脑功能网络。实验结果表明：

正常被试的人脑功能网络和失语症被试的人脑功能网络存在连接上的不同，其中一部分是基于激活的fMRI分析检测不到的；失语症不能简单地归因于几个语言节点的功能紊乱。把人脑功能划分用于人脑功能网络的构建，能够得到更接近实际、更具可解释性的网络，进而可以更深入地揭示大脑的功能特性。

探索脑疾病的发病机理是研究者研究脑功能的初衷之一，也是研究为人类服务的体现。把脑功能划分用于脑疾病的研究、诊断和治疗是其在现实中的一个重要应用。

Nebel等人将人脑功能划分应用于儿童孤独症的研究，首先对孤独症儿童和其他儿童采集数据并进行预处理，然后得到初级运动区中每个体素的功能连接图，并用eta^2度量这些功能连接图的相似性，进而得到eta^2矩阵；最后利用谱聚类得到个体聚类结果和组水平聚类结果。实验结果表明：①孤独症儿童和其他儿童的初级运动皮层划分（聚类）在空间上有显著性差异，非孤独症组的背内侧簇要比孤独症组的背内侧簇大；②初级运动皮层中的前外侧和背外侧在重叠性上有显著差异。从实验结果得出重要结论：孤独症儿童的上肢和下肢的表示区域区分不太明显，这种异常的组织可能与孤独症儿童的运动缺陷有关。

Zarei等人将脑功能划分用于阿尔茨海默病（Alzheimer's disease，AD）的研究，首先对AD组和正常对照组的fMRI数据做预处理，并提取出海马、前额叶、丘脑和后扣带回皮层；然后将海马中每个体素与前额叶、丘脑和后扣带回皮层做相关，得到相关图；最后根据海马中每个体素的功能连接模式将海马划分为海马头部、海马体部和海马尾部3个子区域。从实验结果中发现：①AD组中海马头部与前额叶有更强的功能连接；②AD组中海马体部和后扣带回皮层之间的功能连接强度更弱。该文献进一步得出推断性的结论：海马与前额叶之间的强连接很可能造成了AD被试较差的认知功能；后扣带回皮层与前额叶相应作用可能会改善AD被试的记忆力和注意力。这些连接的改变，从一个侧面揭示了AD的发病机理。脑功能划分用于脑疾病（孤独症、AD等）的研究，取得了较为明显的效果。

由于大脑的功能模式可以反映大脑的当前状态，所以也有学者将人脑功能划分用于被试预测。文献[37]利用空间约束的沃德层次聚类方法对体素进行聚类，对得到的聚类树做自上而下的有预测分数度量的有监督修剪，并用其平均信号预测被试的行为。实验中，10个被试被平均分成两类，每类平均接收不同性质的视觉刺激。结果表明：①与基于体素的SVC和SMLR相比，本方法可以获得更高的准确分类率；②基于划分区域的预测比基于体素的预测具有更高的稳定性。出现这样结果的原因是划分区域具有更强的信息压缩能力和抗噪能力。脑功能划分应用被试预测时也表现出良好的效果。

2.6 存在的问题

尽管目前世界各国的人脑研究者对人脑功能划分的研究非常重视并取得了一些重要成果，但是由于人脑的复杂性、人脑功能分析技术不够成熟和 fMRI 数据信噪比低等，该领域仍然存在一些亟待解决的问题。人脑功能的复杂性也使研究中亟待解决的问题呈现出多层面的特点，下面从科学问题和技术问题两个层面加以阐述。

1. 存在的科学问题

（1）人脑功能划分的评价体系尚未建立

随着人脑功能划分研究的深入，一方面人脑功能划分方法不断增多；另一方面评价人脑功能划分结果的指标也慢慢增多，如 DC、SI、SM 和 FCI 等。但是这些指标仅刻画了划分结果的某个方面，没有经过深入分析整合而形成一个系统的指标体系。未来人脑功能划分的评价可以从两方面入手：①针对某个人脑功能划分方法，研究方法本身的特点，如敏感性、效率、约束特性等，对方法本身有一个较为全面的把握；②人脑是一个极其复杂的信息存储和处理系统，仅用一些零散的指标很难对人脑功能做出全面、深刻和系统的刻画，因此，在充分了解人脑功能划分的基础上，需要深入分析已有指标，补充某些方面度量缺失的指标和整合指标。综合这两方面的系统的评价体系一旦建立，研究者就可以更加全面、更加科学地评价人脑功能划分，同时也有助于得到更高质量的人脑功能图谱。

（2）功能子单元的大小与再现性、不同应用间的关系没有研究清楚

通过人脑功能划分方法可以得到大脑或局部脑区的一个划分（即亚区集），文献[80]把这些亚区称为功能子单元，并把保持个体间一致性意义下最小的功能子单元称为最小功能子单元。该文献进一步指出这种功能子单元无论是在静息态下还是在任务态下都是不变的。这种新思想和新结论为研究者进一步精细地研究人脑功能亚区的特征提供了新思路。在此思路下，有两个需要解决的问题。问题1，如何较准确地刻画功能子单元的大小。功能子单元的大小可以是变动的，因此只有在较精确地度量功能子单元大小的条件下，研究者才能够去研究功能子单元的大小与其表征的功能之间的关系和功能子单元的大小与其再现性之间的关系。问题2，探索功能子单元的大小与不同应用间的关系，即什么样的应用需要什么样的功能子单元，这是一个具有挑战性的问题。要解决这个问题，首先要了解刻画功能子单元的大小与其所表达的功能之间的关系；然后要明确不同的应用需求对功能子单元的要求是

什么；最后要挖掘不同应用需求与功能子单元大小的框架性指导关系。该问题难度较大，但是该问题的解决不但可以丰富人脑功能的研究，也将极大地推动人脑功能的应用。

（3）人脑功能图谱与人脑结构图谱的对应关系没有统一的结论

一方面，人脑是由神经元组成的复杂系统，具有高度复杂的系统性结构；另一方面，人脑也是一个智能系统，具有强大的信息处理功能。这两方面（结构和功能）之间的关系也是人脑研究中的一个重点。人脑功能图谱是对人脑功能区域性及其分布的反映，揭示了大脑功能特征；人脑结构图谱表达了人脑结构的区域性及其分布，展示了人脑的结构特征，但是二者的关系研究较少。人脑结构和功能受年龄和人脑状态等因素的影响，因此在建立二者关系时应给予适当的考虑，可以分不同的年龄段和被试状态加以研究。同时，已有的人脑结构-功能研究成果也可为之提供有益的借鉴。研究脑功能图谱与脑结构图谱之间的关系，有助于更加深入地理解人脑结构与功能之间的关系，从而加深对人脑工作机制和人脑疾病的理解。

2. 存在的技术问题

（1）对不同的预处理参数和预处理方法对人脑功能划分方法的影响缺乏系统的研究

fMRI数据的间接性和低信噪比的特点要求其在使用之前必须被预处理。常用的预处理步骤包括层间校正、头动校正、空间标准化和光滑、去飘移和滤波等，其中的每一步都要输入一定的参数和使用某种算法。参数选取和算法选择是否得当将对预处理的结果产生重要影响，进而影响最终结果的质量。一些预处理软件（如SPM、DPARSF、REST等）提供了相应的源代码，可以此为基础研究不同的算法和参数对预处理结果的影响，进而得出比较系统的结论。

（2）组划分中的随机效应问题没有得到十分有效的处理

组划分用于群体研究可以得出一般性结论，然而组划分中存在随机效应问题，即组内的被试间存在差异。到目前为止，处理该问题的方法有两种。

①组平均人脑功能划分法。首先把所有被试的人脑图像都标准化到某一标准空间，然后先组平均再做功能划分。这种方法把不同人脑图像通过挤压和拉伸等操作硬性地对应到统一的标准空间，没有客观地考虑组内被试间实际存在的随机效应。

②层次模型划分法。在较低层次对个体被试做建模或划分，然后在较高层次做组水平上的建模，如基于概率模型的划分方法。但是此方法具有参数多、机制复杂和运行时间长的缺点。

到目前为止，人脑功能划分的随机效应问题还没有得到系统而有效的解决。有效解决该问题的前提是弄清楚人脑功能划分的变化与哪些因素有关，然后进一步厘清这些因素相互作用的机制，最后选择合适的模型表示。已有研究表明，人脑的局部功能一致性具有一定的神经生物关联性，并可能受到基因、解剖结构、后天发展和神经认知等因素的影响。文献[127]的研究表明大脑的功能也与被试年龄和性别等表型变量有关。但是这些研究并没有明确全部的因素，而且目前对这些因素相互作用的机制还不完全清楚。

（3）对融合fMRI数据与其他影像数据的多模态人脑功能划分方法缺乏深入研究

迄今为止，出现了一些常用的核磁影像技术，如EEG、MEG和fMRI等。但是每一种核磁影像数据仅从一个侧面反映人脑的某种特性，而且又有各自的优缺点。例如，EEG通过电极上电动势的变化反映人脑皮层活动的电位变化，具有毫秒级的时间分辨率，但不能精确定位与记录相应的头皮空间的位置，给算法处理和解释带来不便。MEG使用的磁场经过组织和头骨时不会发生扭曲，但是MEG信号的噪声效应比较大，其分析时间也比较长。尽管fMRI具有操作简单和易于重复等优点，但也存在维度高和信噪比低的缺陷。因此把这些影像数据有机结合起来实现对人脑功能划分的多模态研究，不仅可以充分利用各种影像技术的优势，增强研究结果的正确性和说服力，加快人脑研究的步伐，也有助于人脑疾病的研究，进而提高其诊治水平。然而，每种核磁影像技术测量神经活动的机理和相应数据的特点不同，处理方法也有差异，因此如何建立多种神经影像数据的融合模型是目前研究的一个难点。

（4）如何提出更适合于fMRI数据和人脑功能特点的高效人脑功能划分方法

一方面，fMRI数据是高维数据，其高维性表现在两个方面。①空间高维性：全脑或脑区的体素数较多，并且随着fMRI空间分辨率的增高而增多。这就使得fMRI时间序列的条数较多。②时间高维性：fMRI扫描仪扫描人脑时，采样次数（TR数）通常在200次以上，这使得fMRI时间序列较长。另一方面，fMRI的成像原理和被试特点决定了fMRI数据的信噪比较低。而目前面向fMRI数据的人脑功能划分方法大多是已有机器学习和数据挖掘方法的直接应用。这些方法并没有充分考虑fMRI数据的特点，在人脑功能划分中表现出对初始值和噪声敏感、搜索与聚类能力较弱和功能划分结果较差的缺陷。同时，人脑是一个复杂的信息处理系统，其功能表现出高度复杂性、区域性和分离性的特点。这些特点给建立与真实人脑功能相符合的人脑功能划分模型和算法带来了挑战。因此，提出高效的人脑功能划分方法可以从两点入手：①深入分析fMRI数据和人脑功能及结构特点，设计出更为忠实的人脑功能划分模型或算法；②结合群智能算法和降维等技术，形成新的人脑功能划分方法。

（5）面向fMRI数据的动态人脑功能划分方法研究较少

研究已经表明，大脑是一个动态的信息处理系统，但是目前面向fMRI数据的动态人脑功能划分的研究甚少。就技术层面上来讲，目前还没有较为有效的捕捉人脑动态性的技术，而这种技术会给后续的功能状态识别和相应状态下的功能划分带来直接影响。功能状态识别和状态下的功能划分本质上是一个聚类过程，对应的聚类算法在性能上需要进一步提升。另外，对动态人脑功能划分的结果目前还不能给出很好的解释。

2.7 本章小结

本章对面向fMRI数据的人脑功能划分的研究进展进行了较为详细、全面的综述。首先介绍了fMRI数据的采集过程、特点及其预处理过程；然后描述了面向fMRI数据的人脑功能划分的概念、分类和基本流程；接着，从是否反映人脑功能动态性的角度对主要的人脑功能划分方法进行了阐述；再次，对人脑功能划分中常用的功能一致性度量和评价指标进行了梳理；最后，深入地分析了面向fMRI数据的人脑功能划分中存在的问题。

本章内容是关于人脑功能划分的基本内容，为后续章节做了铺垫。后续章节将围绕本章中提出的一些问题展开，并采用其中的一些功能一致性度量和评价指标对实验结果进行计算与评价。

第 3 章

基于免疫克隆选择算法搜索 GMM 的脑岛功能划分方法

目前，基于最大期望（EM）算法搜索高斯混合模型（GMM）的人脑功能划分已有研究，但是 EM 算法属于单路径搜索的梯度下降算法，容易陷入局部最优，尤其是在具有高维性和低信噪比的 fMRI 数据上。针对 EM 算法的不足和 fMRI 数据的特点，本章提出一种基于免疫克隆选择（ICS）算法搜索 GMM 的脑岛功能划分方法——NICS-GMM。NICS-GMM 首先将 GMM 映射到抗体上，然后利用具有较强全局搜索能力的 ICS 算法搜索能够反映脑岛功能分布的 GMM，其中的克隆变异采用混合变异策略。同时，在搜索过程中融入具有抗噪能力的动态邻域信息。最后，利用搜到的最优 GMM 实现对脑岛的功能划分。实验结果表明：与其他主要划分方法相比，这种方法不仅具有更强的搜索能力，而且能产生具有更强功能一致性和区域连续性的划分结构。

3.1 基础内容

本节首先描述基本的免疫克隆选择（ICS）算法，然后介绍高斯混合模型（GMM），最后简单表述脑岛及其功能划分。

3.1.1 免疫克隆选择算法

生物免疫系统是存在于生物体内的保护性系统，具有使生物体免受致病细菌和病毒等异物侵袭，进而维持生物体正常机能的功能。Burnet 等提出的克隆选择学说解释了生物免疫系统的工作过程，该学说的中心思想如下：当抗原（病毒性异物）入侵生物体时，细胞表面的抗体选择性地与抗原发生反应（识别抗原），并使识别程度较高的抗体分化和增殖，最终消灭抗原并保持与该抗原相应的记忆。基于该学说，Castro 等提出了模拟生物体内抗体克隆选择机制的ICS算法。从算法范畴上讲，ICS算法是一种基于群体的智能搜索算法，遵守群智能算法的一般性框架。具体来说，ICS算法首先执行初始化操作，即初始化抗体种群数量 N、最大迭代次数 N_C 和变异概率 p_m 等参数与种群 P；然后进入迭代搜索阶段，该阶段由克隆抗体、克隆变异和克隆选择3个算子组成。ICS 算法的运行流程如算法3-1所示。

算法3-1：ICS算法

输入：N，N_C，p_m；
输出：最优抗体和相应适应度；
1　**初始化**：初始化种群 P，并计算其适应度；
2　**搜索阶段**：
3　**repeat**
4　　　克隆种群中的抗体；
5　　　对克隆的抗体执行克隆变异；
6　　　计算新抗体的适应度；
7　　　选择抗体：
　　　　　　（A）探测抗体，平衡抗体浓度；
　　　　　　（B）生成下一代种群；
8　　　更新最优抗体；
9　　**until** 满足终止条件；
10　**return** 最优抗体及其适应度

ICS算法具有以下特点：①克隆抗体、变异抗体和选择抗体分别模拟了抗体扩增、抗体分化和具有高识别能力的新抗体种群的形成，也是ICS算法中的3个最主要的算子；②从空间搜索和信息处理的角度看，这3个算子实现了局部搜索和全局搜索，同时也体现出了并行搜索的特点。因此，ICS算法是一种具有较强全局优化能力的搜索算法。

3.1.2 高斯混合模型

假设n个数据点$x_i(i=1,2,\cdots,n)$服从高斯分布，这n个数据点可被划分为K个簇（类）。每个簇（类）j都服从形式已知的高斯概率分布，记为$\phi_j(x_i \mid \theta_j)$，该分布由参数$\theta_j$确定。若给出所有簇（类）的分布参数值，那么每个数据点由各簇（类）合成的概率分布可表示为：

$$\begin{cases} p(x_i \mid \Theta) = \sum_{j=1}^{K}(\pi_j \phi_j(x_i \mid \theta_j)) \\ \phi_j(x_i \mid \theta_j) = \phi(x_i \mid \mu_j, \Sigma_j) = \dfrac{1}{\sqrt{\mid 2\pi\Sigma_j \mid}^d}\mathrm{e}^{-(x_i-\mu_j)\Sigma_j^{-1}(x_i-\mu_j)} \end{cases} \tag{3-1}$$

其中：x_i为某个数据点；d表示其维数；π_j为先验概率，并满足$\sum\limits_{j=1}^{K}\pi_j=1$。称式（3-1）为GMM，它完全由参数 Θ 决定。因此，由K个分量组成的GMM可以简单地表示为一个三元组集：

$$\lambda = \{(\pi_1, \mu_1, \Sigma_1), (\pi_2, \mu_2, \Sigma_2), \cdots, (\pi_K, \mu_K, \Sigma_K)\}$$

GMM的求解过程本质上是确定分布形式已知的概率模型中参数的过程。在已知样本的情况下，最大似然估计法是求解该问题的常用方法，对数似然函数如下：

$$\log(L(\Theta \mid X)) = \log\prod_{i=1}^{N} p(x_i \mid \Theta) = \sum_{i=1}^{N}\log\sum_{j=1}^{K}(\pi_j \phi_j(x_i \mid \theta_j)) \tag{3-2}$$

其中，X表示数据集。从式（3-2）可以看出，模型参数出现在对数中，对其直接求解是比较困难的。目前，求解该模型比较常用的算法是EM算法，该算法把每个数据点的簇标号作为EM算法的隐性变量。EM算法由"E步"和"M步"组成："E步"根据式（3-3）计算隐性变量的后验概率；"M步"按照式（3-4）～式（3-6）最大化似然函数的下界。"E步"和"M步"交替迭代运行，直到满足终止条件为止，从而得到近似最优的参数估计值。根据最大后验概率$p(k \mid x_i, \hat{\theta})^{(t)}$确定数据点$x_i$所属的簇，从而达到划分（聚类）的效果。

$$p(k \mid \boldsymbol{x}_i, \hat{\boldsymbol{\Theta}}^{(t)}) = \frac{\hat{\pi}_k^{(t)} \phi_k(\boldsymbol{x}_i \mid \hat{\theta}_k^{(t)})}{\sum\limits_{j=1}^{K} (\hat{\pi}_j^{(t)} \phi_j(\boldsymbol{x}_i \mid \hat{\theta}_j^{(t)}))} \tag{3-3}$$

$$\hat{\pi}_k^{(t+1)} = \frac{1}{N} \sum_{i=1}^{N} p(k \mid \boldsymbol{x}_i, \hat{\boldsymbol{\Theta}}^{(t)}) \tag{3-4}$$

$$\hat{\boldsymbol{\mu}}_k^{(t+1)} = \frac{\sum\limits_{i=1}^{N} (\boldsymbol{x}_i p(k \mid \boldsymbol{x}_i, \hat{\boldsymbol{\Theta}}^{(t)}))}{\sum\limits_{i=1}^{N} p(k \mid \boldsymbol{x}_i, \hat{\boldsymbol{\Theta}}^{(t)})} \tag{3-5}$$

$$\hat{\boldsymbol{\Sigma}}_k^{(t+1)} = \frac{\sum\limits_{i=1}^{N} \left[p(k \mid \boldsymbol{x}_i, \hat{\boldsymbol{\Theta}}^{(t)})(\boldsymbol{x}_i - \hat{\boldsymbol{\mu}}_k^{(t+1)})(\boldsymbol{x}_i - \hat{\boldsymbol{\mu}}_k^{(t+1)})^{\mathrm{T}} \right]}{\sum\limits_{i=1}^{N} p(k \mid \boldsymbol{x}_i, \hat{\boldsymbol{\Theta}}^{(t)})} \tag{3-6}$$

GMM 具有高斯分布的优越性，可以逼近任何分布，因此，GMM 具有较强的特征表达能力，比较适用于人脑的功能划分。然而，上述优化问题不是一个凸优化问题，而搜索 GMM 的 EM 算法属于梯度下降搜索算法，容易陷入局部最优，并且在搜索过程中没有考虑样本点之间的关联性信息。

3.1.3 脑岛及其功能划分

脑岛是一个古老的下皮层区域，位于人脑外侧裂下面、外侧沟深处，是一个三角体岛叶，如图 3-1 所示。它是人脑中的一个多功能区，参与嗅觉味觉处理、运动感觉、内感作用、体内平衡等。有研究进一步表明，阿尔茨海默病、帕金森病、焦虑症和重度抑郁障碍等脑病与脑岛有关。

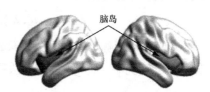

图 3-1 脑岛的位置

脑岛功能划分就是把局部脑区脑岛作为目标区域进行功能划分。k-means、层次聚类和模糊聚类已被用于脑岛的功能划分，得到的结果也在一定程度上揭示了脑岛的功能组织性。但是这些方法具有对数据噪声敏感或搜索能力较弱的缺点。已有研究表明，人脑的基本功能是由多个相邻体素共同完成的，呈现出区域性的特点。脑岛是人脑中的一个局部脑区，其划分也应具有此特点。而 fMRI 数据具有信噪比低和维数高的特点，给脑岛功能划分方法的性能（区域连续性和功能一致性）带来了不良影响。因此，设计出既抗噪又具有较强搜索能力的脑岛功能划分算法是提高脑岛功能划分方法性能的重要手段。

3.2 NICS–GMM 描述

本节首先阐述 NICS-GMM 的基本思想，然后描述用于脑功能划分的抗体、抗原表示与适应度函数，接着重点详细阐述初始化和克隆抗体、计算动态邻域信息和混合克隆变异，最后展示 NICS-GMM 的具体流程，并对其进行分析。

3.2.1 基本思想

搜索 GMM 的 EM 算法属于梯度下降搜索算法，容易陷入局部最优或早熟，这给 GMM 的搜索带来不利影响，进而影响了最终的划分结果。而 ICS 算法模拟生物系统中抗体与抗原的相互作用过程，有着较强的全局寻优能力。鉴于此，提出一种基于 ICS 算法搜索 GMM 的脑岛功能划分方法——NICS-GMM，并将具有抗噪能力的动态邻域信息融入 ICS 算法搜索 GMM 的过程中，在此基础上利用搜得的最优 GMM 实现对脑岛的功能划分。

NICS-GMM 的流程图如图 3-2 所示。得到脑岛的 fMRI 数据后，首先初始化参数和抗体种群，并计算其适应度；然后利用优化的 ICS 算法搜索 GMM，包括克隆抗体、计算动态邻域信息、混合克隆变异和克隆选择等主要子过程，不断迭代直到满足停止条件，并输出最优的 GMM；最后根据最大后验概率（maximum a posterior，MAP），实现对脑岛的功能划分。从图 3-2 可以看出，对 GMM 的搜索是 NICS-GMM 的核心，GMM 的质量将对最终的划分结果产生决定性的影响。

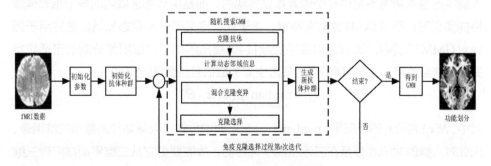

图 3-2 NICS-GMM 的流程图

3.2.2 抗体、抗原表示与适应度函数

在 NICS-GMM 中，一个抗体被表示成一个三元组集（一个 GMM），抗原被表示为待划分的数据样本点（体素的时间序列），如图 3-3 所示。其中，K 表示 GMM 的成分数（划分数）；X 表示由被划分的数据点组成的矩阵，其中的每一行对应于一个体素的（预处理后的）时间序列（也被作为该体素的特征），d 和 n 分别表示时间序列的长度（维数）与体素数（时间序列条数）。为了便于与 EM-GMM 方法进行比较，本文采用式（3-2）作为适应度函数，其值也被称为似然分数。

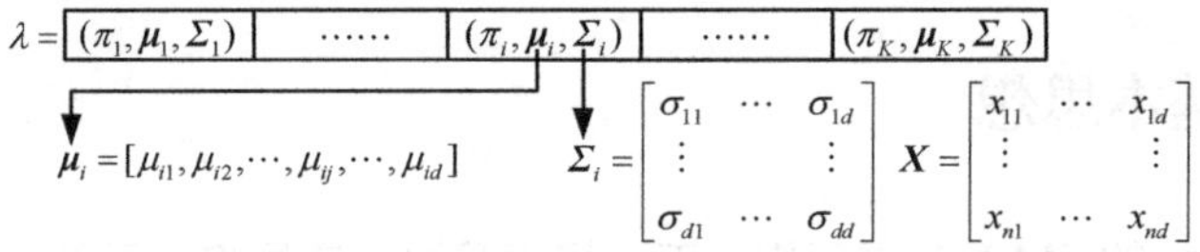

$$\lambda = \boxed{(\pi_1, \mu_1, \Sigma_1)} \quad \cdots\cdots \quad \boxed{(\pi_i, \mu_i, \Sigma_i)} \quad \cdots\cdots \quad \boxed{(\pi_K, \mu_K, \Sigma_K)}$$

$$\mu_i = [\mu_{i1}, \mu_{i2}, \cdots, \mu_{ij}, \cdots, \mu_{id}] \quad \Sigma_i = \begin{bmatrix} \sigma_{11} & \cdots & \sigma_{1d} \\ \vdots & & \vdots \\ \sigma_{d1} & \cdots & \sigma_{dd} \end{bmatrix} \quad X = \begin{bmatrix} x_{11} & \cdots & x_{1d} \\ \vdots & & \vdots \\ x_{n1} & \cdots & x_{nd} \end{bmatrix}$$

图 3-3　NICS-GMM 中的抗体和抗原示意图

3.2.3 初始化抗体种群和克隆抗体

在 NICS-GMM 方法中，首先初始化抗体种群并计算其适应度，然后进入迭代搜索过程。在克隆抗体子过程中，每个抗体被克隆，克隆的数目由其适应度在种群中的排序位置决定。克隆的抗体将进入下面的子过程，执行搜索。

3.2.4 计算动态邻域信息

动态邻域信息是考虑到人脑功能的区域性特点和 fMRI 数据的特点而提出的。人脑中的基本功能不是由某个体素独立实现的，而是由局部区域内的多个相邻体素协同实现的；而且 fMRI 数据有噪声。鉴于此，定义了一种动态邻域信息并用于指导对 GMM 的搜索。该信息借鉴了文献 [140] 提出的用于二维图像分割的自适应空间邻域信息策略。文献 [140] 中自适应空间邻域信息函数的定义如下：

$$h_{ik} = \underset{x_j \in N(x_i)}{\mathrm{median}}\{p(k \mid x_j, \boldsymbol{\Theta})\} \tag{3-7}$$

其中，$N(x_i)$ 表示 x_i 的邻居集，$\mathrm{median}\{\cdot\}$ 表示取中位数。人脑功能图像是三维图像，因此对人脑的功能划分是在三维空间中进行的。故需要把它从二维平面推广到三维空间，以适应人脑功能划分的需求。在此需求下，把体素 v 的相邻定义为点相邻，即如果一个体素与 v 共享相同的面、相同的边或相同的点，那么称该体素为 v 的邻

居体素。这样对一个体素来说，最多有26个相邻体素。因此，推广后的动态邻域信息函数可定义为：

$$h_{ik} = \underset{x_j \in N(x_i^v)}{\mathrm{median}}\{p(k \mid x_j, \boldsymbol{\Theta})\} \tag{3-8}$$

其中，$N(x_i^v)$ 表示上述定义下的 v 的邻居集。由于时间序列依附于体素，所以时间序列的相邻也据此导出。进一步地，把由式（3-8）计算得到的信息称为动态邻域信息。融入了动态邻域信息的后验概率计算如下：

$$p_{\mathrm{SI}}(k \mid x_i, \hat{\boldsymbol{\Theta}}^{(t)}) = \frac{\hat{\pi}_k^{(t)} h_{ik} \phi_k(x_i \mid \hat{\theta}_k^{(t)})}{\displaystyle\sum_{j=1}^{K} \hat{\pi}_j^{(t)} h_{ik} \phi_j(x_i \mid \hat{\theta}_j^{(t)})} \tag{3-9}$$

式中，ϕ_j 为GMM中第 j 个高斯分量，$\hat{\theta}_j^{(t)}$ 为第 j 个高斯分量参数在第 t 次迭代时的估计。很显然，在使用动态邻域信息计算式（3-9）时，满足 $\displaystyle\sum_{k=1}^{K} p_{\mathrm{SI}}(k \mid x_i, \boldsymbol{\Theta}) = 1$。

　　动态邻域信息反映了GMM参数搜索过程中邻居的概率划分信息的变化，能够及时修正相应时间序列（体素）后验概率的计算，进而指导GMM参数的搜索。图3-4示意性地说明了动态邻域信息的作用：在迭代过程中，当一个时间序列（与体素相对应）所属的簇被另一簇包围（不同的颜色表示不同的簇）时，动态邻域信息会修改该点的后验概率，指导GMM的搜索，把该数据点（体素）"拉回"到包围它的簇中。因此动态邻域信息体现了人脑功能的区域性特点，即人脑的基本功能是由相邻体素组成的区域（团块）共同完成的。同时，由于动态邻域信息被定义为邻居信息的中位数，所以能够降低fMRI数据中的噪声带来的不利影响。因此，动态邻域信息策略较好地表达了体素功能的相邻性，能够忠实地反映人脑功能的特点，有助于得到更好的划分结果。

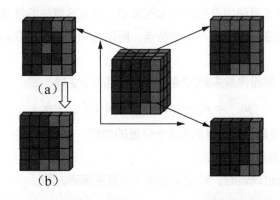

图3-4　动态邻域信息的作用示意图（不同的颜色表示不同的簇）

3.2.5 混合克隆变异

在克隆变异子过程中，均值参数作为直接克隆变异的参数。π_i、μ_i 和 Σ_i 是 GMM 模型中的 3 个参数。其中，π_i 是先验概率，可根据式（3-10）计算得到；因为 fMRI 数据的高维特性（时间序列的维数高），μ_i 和 Σ_i 具有较高的维数，但是 Σ_i 的维数要比 μ_i 高得多。因此，对 μ_i 执行直接的克隆变异，而 Σ_i 根据式（3-11）计算得到。

$$\hat{\pi}_k^{(t+1)} = \frac{1}{N} \sum_{i=1}^{N} p_{\mathrm{SI}}(k \mid x_i, \hat{\boldsymbol{\Theta}}^{(t)}) \tag{3-10}$$

$$\hat{\boldsymbol{\Sigma}}_k^{(t+1)} = \frac{\sum_{i=1}^{N} p_{\mathrm{SI}}(k \mid x_i, \hat{\boldsymbol{\Theta}}^{(t)})(x_i - \hat{\mu}_k^{(t+1)})(x_i - \hat{\mu}_k^{(t+1)})^{\mathrm{T}}}{\sum_{j=1}^{N} p_{\mathrm{SI}}(k \mid x_j, \hat{\boldsymbol{\Theta}}^{(t)})} \tag{3-11}$$

这样操作有以下几点好处：①均值搜索的随机性通过计算公式传播到相应的先验概率和协方差，扩大了搜索路径；②式（3-10）和式（3-11）代表了一个较好的搜索方向，因此使用其计算先验概率和协方差矩阵是比较合理的；③没有把先验概率和协方差矩阵直接作为 ICS 算法的搜索对象，这样既极大地缩小了搜索空间，又减少了搜索的盲目性，同时也降低了算法的复杂性。其原因在于：一方面，静息态 fMRI 数据通常具有较高的维数，因此每个类的协方差矩阵规模是比较大的；另一方面，每次迭代的先验概率可以通过前一代的搜索结果来估算，因此没有再把它作为免疫克隆选择算法搜索对象的必要。站在另一个角度，基于 ICS 算法搜索 GMM 的问题可以看成是一个最优化问题：搜索主参数均值使得相应的对数似然函数值达到最大。

克隆变异是 ICS 算法中产生新抗体的算子，对 ICS 算法的搜索能力有着重要的影响。因为不同的变异算子有不同的特点，所以这里使用混合变异策略提高算法的搜索能力。

正常情况下（停滞代数未超过阈值时）使用高斯变异，即：

$$\hat{\mu}_{ki}^{(t+1)} = \hat{\mu}_{ki}^{t} + (\mathrm{pro} < p_m) \cdot \mathrm{rnd} \cdot (\hat{\mu}_{k\_\mathrm{best}}^{t} - \hat{\mu}_{ki}^{t}) \tag{3-12}$$

其中，$\hat{\mu}_{k\_\mathrm{best}}^{t}$ 为当前最优 GMM 的第 k 个分量的均值，pro 表示变异概率，p_m 表示变异概率阈值，rnd 表示高斯概率。

当停滞代数超过阈值时，对较差抗体采取突变策略，即：

$$\hat{\mu}_k^{(t+1)} = \begin{cases} \mathrm{rand} \cdot \hat{\mu}_k^{t} + (1 - \mathrm{rand}) \cdot x, & \text{若 } p > 0.5 \\ \mathrm{rand} \cdot x_1 + (1 - \mathrm{rand}) \cdot x_2, & \text{若 } p \leq 0.5 \end{cases} \tag{3-13}$$

其中，rand 表示 $0 \sim 1.0$ 的随机数，x、x_1 和 x_2 表示从被划分的数据集中随机选择的数据点。式（3-13）可以充分利用变异的随机性，增加变异的多向性。这种多样化的混合变异策略可以降低 ICS 算法早熟的可能性，增强其全局寻优能力。

3.2.6 NICS-GMM 的具体流程与分析

在 NICS-GMM 中，抗体被映射为 GMM；然后执行 ICS 算法搜索 GMM，并通过在搜索过程中融入动态邻域信息降低 fMRI 数据中的噪声带来的不利影响；最后根据 MAP 完成对脑岛的功能划分。NICS-GMM 的算法流程如算法 3-2 所示。可以看出：在输入数据集 X 和簇数 K 后，NICS-GMM 首先初始化相关参数和种群，时间复杂度为 $O(N)$。然后进入迭代搜索阶段。在每一次迭代中，先克隆抗体，其时间复杂度为 $O(M)$，M 为克隆抗体的数量；然后对克隆抗体进行如下操作。

① 计算空间邻域信息。针对每个抗体，每个体素都要计算空间邻域信息，因此时间复杂度为 $O(M \times n)$，n 为划分脑区中的体素数。

② 计算后验概率。每个抗体下每个体素都有 K 个后验概率，故时间复杂度为 $O(M \times K \times n)$。

③ 对抗体种群做克隆变异。对每个克隆抗体均执行克隆变异，时间复杂度为 $O(M \times (n \times p_m + n^2))$。

④ 计算抗体的适应度。每个抗体属于每个簇的高斯值都需要计算，因此时间复杂度为 $O(M \times K \times n)$。退出内层 for 循环后，探测并平衡抗体。

算法 3-2: NICS-GMM

输入：X, K；

输出：g（簇标），fit*（最优 GMM 的适应度）；

1   **初始化**：N, N_C, p_m, P；

2   根据式（3-2）计算抗体的适应度并记录下当前最优适应度；

3   **for** $t = 1 : N_C$

4   克隆抗体；

5   **for** i=1 : M

6   根据式（3-7）计算每个体素的空间邻域信息；

7   根据式（3-9）计算每个体素的后验概率；

8   根据式（3-10）计算先验概率；

9   根据式（3-11）和式（3-12）对克隆的抗体执行克隆变异操作；

10   根据式（3-10）更新克隆抗体的协方差矩阵；

11   根据式（3-2）计算克隆的适应度；

12 **endfor**

13   选择抗体：

    （A）探测抗体，平衡抗体浓度；

    （B）生成下一代种群；

14   更新最优抗体；

15 **endfor**

16 根据式（3-3）计算每个体素的后验概率，然后根据最大后验概率将每个体素

   指派到相应的亚区中，得到簇标 g；

17 **return** g, fit*

通过相应的克隆子群更新每个抗体，平衡抗体浓度时需要对克隆抗体按适应度排序，因此时间复杂度为 $O(M+N^2)$；紧接着选择出下一代抗体种群，这一操作需要首先计算适应度概率和浓度概率，再利用轮盘赌选出新种群，其时间复杂度为 $O(N^2)$。因此整个算法的时间复杂度如下：

$$O(N+M+N_C \times ((M \times n) + (M \times K \times n) + (M \times (n \times p_m + n^2) + (M \times K \times n)) + M + N^2)) = O(N_C \times M \times (n \times p_m + n^2))$$

3.3 实验结果与分析

为了验证新方法 NICS-GMM 的性能，在 fMRI 数据上做了大量的实验，并将实验结果与近年来常用的 k-means、基于沃德链的层次聚类（ward-chain-based hierarchical clustering，WHC）和基于稀疏表示的谱聚类（sparse-representation-based spectral clustering，SSC）等划分方法进行了比较。实验采用公开的 fMRI 数据，以左脑岛功能划分为例。实验环境如下：Windows 7，CPU 为 Intel 酷睿 i5，内存为 4GB，用 MATLAB 编程实现。在 NICS-GMM 中，参数设置如下：$N=20$，$N_C=100$，$p_m=0.01$。由于聚类的结果就是对数据的一个划分，所以下文在不影响理解的情况下不再区分聚类与划分和簇数与划分数。

3.3.1 fMRI 数据及其预处理

为了检验新方法在脑岛功能划分方面的效果，公开的 fMRI 数据可通过互联网获得。在本小节所使用的数据中，57 个被试在静息态下被扫描，扫描时要求被试尽量放松并闭上眼睛，但是不能睡着。功能像和结构像的扫描参数如表 3-1 所示。其

中，FunI 和 StruI 分别表示功能像和结构像，Seq 表示扫描时所用的序列，TR 为扫描一个全脑所需要的时间，no_s 表示磁场切割的切片数，FOV 表示视野域，no_v 表示对全脑扫描的次数。

表 3-1　fMRI 数据扫描参数

参数	Seq	TR/ms	no_s	FOV	no_v
FunI	EPI	2000	33	200×200	200
StruI	MPRAGE	2530	144	256×256	1

利用 DPARSF 软件预处理 fMRI 数据，具体的处理过程如下：结构像被分割为白质、灰质和脑积液，并将其标准化到蒙特利尔神经学研究所（Montreal Neurological Institute，MNI）模板上。为了排除 fMRI 扫描仪和被试适应过程的影响，删除每个被试的功能像的前 10 个功能像；对每个被试的剩下的功能像中的每个脑图像做层间校正和头动校正，以 $3 \times 3 \times 3$ 的分辨率将其配准到 MNI 空间；通过去除 24 个滋扰信号得到灰质的 fMRI 数据；最后使用 $0.01 \sim 0.10$ Hz 的滤波器对其滤波，并实施空间光滑（FWHM=4 mm）。使用 AAL 模板制作脑岛的掩膜，并通过该掩膜提取被试脑岛内体素的时间序列。因此，本章实验中预处理后的每个体素的时间序列长度为 190，GMM 中每个均值 $\boldsymbol{\mu}_i$ 和协方差矩阵 $\boldsymbol{\Sigma}_i$ 的规模分别为 190 和 190×190。由于 NICS-GMM 是直接对 GMM 搜索的，所以待搜索的参数空间为 $R^{190 \times K}$。

3.3.2　评价指标

在实际的人脑功能划分中，客观真实的功能划分数事先是不知道的。目前比较一致的做法是：根据某个标准，采取试探性的方法获得较为可信的划分数（簇数）。本章采用和文献 [98]、[142]、[143] 相同的方法，即使用信息变化指数（VI）和戴斯系数（DC）。信息变化是一种基于信息论的准则，目前被较多地用在人脑功能划分中，其具体形式如下：

$$\mathrm{VI}_K(C_1, C_2) = H_K(C_1) + H_K(C_2) - 2I_K(C_1, C_2) \tag{3-14}$$

$$H_K(C) = -\sum_{i=1}^{K} \left[p(i) \cdot \log p(i) \right] \tag{3-15}$$

$$I_K(C_1, C_2) = \sum_{i=1}^{K} \sum_{j=1}^{K} \left[p(i, j) \cdot \log \frac{p(i, j)}{p(i)p(j)} \right] \tag{3-16}$$

式中：K 为划分数（簇数）；C_1 和 C_2 分别表示两组被试的划分结果；$H_K(C)$ 表示划

分结果的熵；$I_K(C_1, C_2)$ 为两组划分结果间的互信息；$p(i)$ 表示一个体素属于簇 i 的概率，$p(i, j)$ 为一个体素既属于 C_1 中簇 i 又属于 C_2 中簇 j 的概率。较小的 VI 值表明两个聚类结果分享了更多的信息，两者更相似；反之亦然。聚类结果的稳定性和简约性是判断其最优性的一个准则，因此使用和文献[98]、[142]相似的方法定义稳定解：划分数为 K 的 VI 值与划分数为 $K-1$ 时的 VI 值第一次在统计意义上不可区分时，K 为最优划分数。

DC 常被用来度量 2 个组分别聚类后的相似性，即划分结果的重叠性或再现性。其定义见式（2-1）。在下面的实验中，VI 和 DC 被用于确定脑岛的划分数。

划分结果的功能一致性是评价划分方法性能的一个重要指标，也是构建脑功能图谱的本质要求。本章利用式（2-2）～式（2-4）来评价划分结果的功能一致性。

3.3.3 搜索能力的比较

为了验证 NICS-GMM 的搜索能力，随机选取上述数据集中某个被试的 fMRI 数据进行实验。对选择的被试做划分数为 2～12 的功能划分，每个划分数运行 20 次并记下每次的似然分数，然后计算出对应于每个划分数（簇数）上的似然分数的平均值。为了表明动态邻域信息和 ICS 的有效性，对 EM-GMM、NEM-GMM（在 EM-GMM 中融入动态邻域信息）、ICS-GMM（仅用 ICS 搜索 GMM，未融入动态邻域信息）和 NICS-GMM 进行相同的实验。ICS-GMM 的参数设置和 NICS-GMM 的相同。实验结果如表 3-2 所示，其中，No. 为划分（簇）数，似然分数表示为 $\mu \pm \sigma$（均值 ± 标准差）的形式。

表 3-2　EM-GMM、NEM-GMM、ICS-GMM 和 NICS-GMM 的似然分数

K	EM-GMM	NEM-GMM	ICS-GMM	NICS-GMM
2	$-207\,735.89 \pm 26.27$	$-207\,219.92 \pm 19.48$	$-207\,332.03 \pm 0.51$	$\mathbf{-207\,034.90 \pm 0.04}$
3	$-205\,564.28 \pm 38.05$	$-205\,369.99 \pm 25.16$	$-205\,437.48 \pm 0.87$	$\mathbf{-205\,140.85 \pm 0.07}$
4	$-203\,494.27 \pm 40.99$	$-203\,482.08 \pm 29.00$	$-203\,487.73 \pm 0.91$	$\mathbf{-203\,323.02 \pm 0.11}$
5	$-202\,181.14 \pm 51.53$	$-202\,024.36 \pm 34.95$	$-202\,085.98 \pm 0.93$	$\mathbf{-201\,762.01 \pm 0.16}$
6	$-200\,859.58 \pm 65.74$	$-200\,560.14 \pm 43.40$	$-200\,645.18 \pm 0.97$	$\mathbf{-200\,065.46 \pm 0.25}$
7	$-199\,161.18 \pm 90.78$	$-198\,782.74 \pm 45.62$	$-198\,844.07 \pm 1.01$	$\mathbf{-198\,244.09 \pm 0.29}$
8	$-198\,178.63 \pm 110.70$	$-197\,488.28 \pm 60.39$	$-197\,541.23 \pm 1.22$	$\mathbf{-197\,068.94 \pm 0.47}$
9	$-196\,897.27 \pm 113.04$	$-196\,335.47 \pm 68.72$	$-196\,426.49 \pm 1.24$	$\mathbf{-195\,552.30 \pm 0.48}$
10	$-195\,769.56 \pm 124.81$	$-195\,349.74 \pm 84.82$	$-195\,509.08 \pm 1.25$	$\mathbf{-194\,606.36 \pm 0.52}$

K	EM-GMM	NEM-GMM	ICS-GMM	NICS-GMM
11	−194 663.33 ± 126.77	−194 176.75 ± 87.88	−194 266.21 ± 1.37	**−192 739.71±0.61**
12	−193 801.42 ± 131.75	−192 805.90 ± 63.10	−193 151.67 ± 1.43	**−191 836.78±0.69**

可以看出，与 EM-GMM 相比，NEM-GMM 能够得到具有更高似然分数的 GMM，这意味着由 NEM-GMM 得到的 GMM 能够更好地表征 fMRI 数据。其原因在于动态邻域信息修正了 GMM 参数的计算，可实时地指导参数的搜索，较好地反映了相邻体素的相互作用和人脑基本功能的区域性特征。ICS-GMM 使用了全局性的智能搜索算法 ICS，并且新的混合变异策略增强了抗体和搜索方向的多样性，因此得到结果优于 EM-GMM 的。但是 ICS-GMM 的搜索结果劣于 NEM-GMM 的，这可能是由 fMRI 数据的高维特性造成的。由 NICS-GMM 搜索得到的 GMM 具有最高的似然分数，而且随着划分数的增大，NICS-GMM 的优势越明显。这说明了 NICS-GMM 具有较强的搜索能力。出现这种现象的主要原因：①动态邻域信息考虑了邻居的功能分布，在迭代过程中不断地使 GMM 参数向着能够真实反映功能区域性的方向演化；②ICS 是一种多路径搜索技术，对搜索空间具有多发探测能力。

从算法稳定性的角度看：EM-GMM 是随机初始化，且使用了单路径搜索的梯度下降法，因此其稳定性较差；NEM-GMM 中加入了具有抗噪能力的动态邻域信息，搜索性能和稳定性都有所提高；ICS-GMM 是基于种群的多点多路径搜索算法，其稳定性显著提高；加入动态邻域信息后，NICS-GMM 的稳定性最强。这也表明了 NICS-GMM 对初始化和 fMRI 数据具有一定的稳健性。综合 EM-GMM、NEM-GMM、ICS-GMM 和 NICS-GMM 的实验结果可以看到：动态邻域信息和 ICS 都能提高 GMM 的搜索质量；NICS-GMM 有着最强的搜索能力和稳定性，为得到可靠的脑岛功能划分奠定了基础。

3.3.4 划分数的确定

为了确定最优的划分数，此处采用的方法与文献[132]、[134]中的方法相似：NICS-GMM 在预处理后的 56 个被试上运行 100 次，每次随机平均分成 2 组，测试划分数从 2 ~ 12 的划分结果。信息变化指数（VI）和戴斯系数（DC）随划分数变化的结果如图 3-5 所示。对运行后的 VI 值进行配对 t 检验（ $P<0.001$ ），发现 K=3 和 K=4 在统计意义下 VI 的均值是不可区分的，而且在 K=4 时 DC 值也取得了局部极大

值，因此*K*=4是最优的划分数。

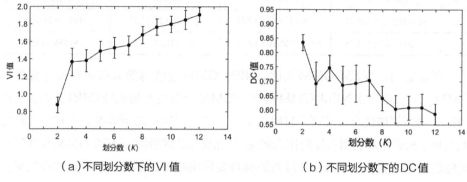

（a）不同划分数下的VI值　　　　　　　　　　（b）不同划分数下的DC值

图3-5　不同划分数上的VI值和DC值

3.3.5　划分结果

在最优划分数确定后，选择与3.3.1小节中相同的被试为实验数据，分别运行EM-GMM、NEM-GMM、ICS-GMM和NICS-GMM这4种方法，划分结果如图3-6所示。图3-6展示了人脑的轴状图，列向表示不同*z*坐标（原点位于前连合处，前连合和后连合的连线可定义平面，建立三维坐标系）的剖面图，行向表示不同方法的划分结果。从图3-6可以看到，由NEM-GMM得到的划分结果比EM-GMM的划分结果具有更强的区域性和连续性；ICS-GMM的结果的区域性和连续性介于EM-GMM的划分结果和NEM-GMM的划分结果之间；NICS-GMM取得了最好的划分结果。出现这种结果的原因：①动态邻域信息能够表征邻居体素的功能信息，考虑了人脑功能的区域特性，降低了fMRI数据噪声带来的不利影响，使最终得到的GMM能够更真实地刻画脑岛的功能特征，进而增强了划分结构的区域性；②与EM相比，ICS是一种搜索能力较强的全局性搜索算法，但是fMRI数据具有较高的维数，影响了ICS的搜索效果；③NICS-GMM综合利用了动态邻域信息的抗噪性优势和ICS搜索能力强的特点，能够搜得高质量的GMM，进而得到区域连续性最强的划分结构。NICS-GMM的划分结果比较符合人脑功能的区域性特点，便于人们从更细的局部粒度上理解脑岛的功能特性。

综合4种方法的划分结果可以看到：动态邻域信息的抗噪性和促进区域化的作用是明显的，原因是直接对fMRI数据聚类。只有从算法搜索能力和fMRI数据两方面考虑，才能得到较好的划分结果。

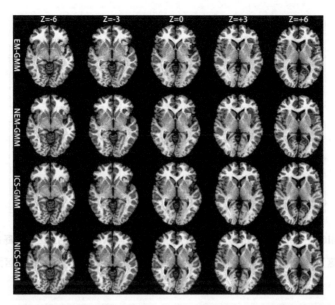

图3-6　EM-GMM、NEM-GMM、ICS-GMM和NICS-GMM的划分结果

3.3.6　划分结果的连接模式

为了检验划分结果的正确性，计算由 NICS-GMM 得到的每个功能亚区的功能连接模式。具体过程如下：在3.3.5小节的基础上，首先计算每个亚区的平均时间序列，然后计算每个亚区与除左脑岛之外的人脑皮层的功能连接图。考虑到fMRI数据的噪声特性，功能相关系数的绝对值小于0.3的被排除。每个亚区的功能连接模式如图3-7所示，图中的L和R分别表示左脑和右脑。从图3-7可以看到，这4个功能亚区是脑岛背前侧、脑岛腹前侧、脑岛后侧和脑岛中部。脑岛背前侧与扣带回的功能连接较弱，而与额叶有较强的负功能连接；与脑岛背前侧相比，脑岛腹前侧和内侧额叶有负功能连接，同时与扣带回有较强的正功能连接；脑岛后侧与中央旁回内侧、内侧枕叶、后扣带回和感觉运动区有正功能连接；相比之下，脑岛中部与中央旁回内侧和后扣带回有更强的正功能连接，同时与额前回有负功能连接。实验结果表明：这些功能亚区的连接模式是不同的，说明了新划分方法的正确性。同时，不同功能亚区的功能连接模式与文献[109]中的结果相似，这表明了新方法的有效性：新方法能够在较小的粒度上对左脑岛做出具有不同连接模式的功能划分，较为可信地揭示了脑岛的功能特性。

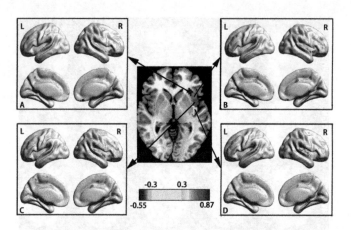

图3-7　由NICS-GMM得到的功能亚区的连接模式（与A框对应的亚区为脑岛背前侧，与B框对应的亚区为脑岛腹前侧，与C框对应的亚区为脑岛中部，与D框对应的亚区为脑岛后侧）

3.3.7　划分结果的功能一致性

划分结果的功能一致性是人脑功能划分中常用的评价指标，因此在功能一致性方面也进行了比较。为了充分说明新方法的有效性，既将其与EM-GMM、NEM-GMM、ICS-GMM和NICS-GMM进行纵向比较，也将其与k-means、WHC和SSC进行横向比较。以3.3.1小节中选择的被试为实验数据，采用SI指标度量划分结果的功能一致性，分别运行20次后平均的SI值如图3-8所示。从图3-8可以看到，k-means、WHC得到的划分结果的功能一致性要高于EM-GMM。主要原因在于：EM-GMM直接估计依附于体素的时间序列的后验概率，而时间序列具有较多的噪声，在搜索GMM的过程中没有考虑时间序列（体素）的邻域信息；k-means和WHC是对相关系数聚类。NEM-GMM结果的功能一致性是高于k-means、WHC和SSC（$K=3$除外）的。这是因为动态邻域信息考虑了相邻体素在功能上相互作用的特点，降低了噪声带来的负面影响。ICS-GMM结果的功能一致性高于EM-GMM，但是低于NEM-GMM。出现这种结果的主要原因如下：①与EM相比，ICS利用了种群多路径搜索的优势，是一种带有较强全局性搜索能力的算法；②fMRI数据的维数较高且具有噪声，这给ICS的搜索带来了困难；③NEM-GMM利用动态邻域信息抑制了噪声带来的不利影响，提高了GMM的质量。

NICS-GMM结果的功能一致性是最高的，意味着得到的功能亚区是比较合理的。在GMM的搜索上，NICS-GMM采用搜索能力较强的ICS代替EM搜索，并在搜索过程中融入了具有抗噪能力的动态邻域信息。从图3-8中也可以看到，SSC

结果的功能一致性是不稳定的：当划分数较小时，SSC结果的功能一致性处于中间位置，随着划分数的增大，其结果变差。可能的原因是稀疏表示本身是有误差的，而且在划分数较大时时间序列（体素）非常相似，这造成了其归属不能较好地被确定。从总体上看，NICS-GMM不仅在K=4时可以取得较好的结果，而且在其他划分数上也是如此。

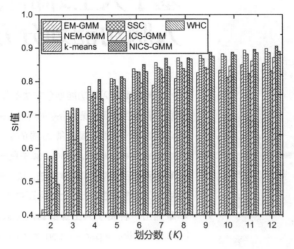

图 3-8　EM-GMM、NEM-GMM、k-means、SSC、ICS-GMM、NICS-GMM和
WHC的划分结果在不同划分数上的功能一致性

3.4　本章小结

针对EM-GMM算法全局搜索能力弱和fMRI数据信噪比低的特点，本章提出了一种基于ICS算法搜索GMM的脑岛功能划分方法NICS-GMM。该方法利用具有较强全局搜索能力的ICS算法搜索GMM，而且其中的克隆变异算子采取了混合变异策略，提高了ICS搜索GMM的能力；同时在搜索过程中融入了具有抗噪能力的动态邻域信息，降低了fMRI数据中的噪声带来的不利影响；根据最大后验概率，利用搜到的最优GMM实现对脑岛的功能划分。在真实脑岛fMRI数据上的实验验证了提出的新方法能够搜得优于EM算法的GMM，而且能得到具有更强功能一致性和区域连续性的划分结构。

实验过程中发现，NICS-GMM的运行时间明显长于EM-GMM的。因此未来的研究方向在于如何利用并行、降维等技术提高基于群智能算法的人脑功能划分方法的效率。

第 4 章

基于人工蜂群算法的
人脑功能划分方法

经典聚类的人脑功能划分方法不能有效地处理fMRI数据的高维性和低信噪比带来的挑战，表现出对初始值敏感、抗噪能力弱和搜索能力弱的缺陷。而人工蜂群（artificial bee colony，ABC）算法是一种基于群体协作的多路径元启发式随机搜索算法，具有较强的全局搜索能力和一定的稳健性。针对上述问题并结合ABC算法优势，本章提出一种基于人工蜂群算法的人脑功能划分方法（brain functional parcellation method using crossover and stepwise-search aritificial bee colony algorithm，CSABC）。

4.1 人工蜂群算法概述

人工蜂群（ABC）算法是Karaboga等人受到自然蜂群智能觅食行为的启发而提出的。该算法是一种新的基于种群的随机搜索算法，其流程图如图4-1所示。从图4-1可以看到，ABC算法由初始化和搜索两个阶段组成，搜索阶段又包括雇佣蜂搜索、观察蜂搜索和侦察蜂搜索3个搜索子过程。这3个搜索子过程在种群初始化后迭代地执行搜索，彼此协作完成整个搜索过程。下面详细介绍其中的主要操作。

1. 初始化阶段

在ABC算法初始化阶段，首先初始化一些参数，如种群规模N、最大迭代次数N_C和最大开采次数 thr 等。然后随机初始化种群。在ABC算法中，模拟的食物源对应于问题的解，因此种群是由若干个模拟食物源（解）组成的集合。假定d为搜索空间的维数（食物源的维数），种群的规模为N，则种群可以形式化表示为$\boldsymbol{P} = \{\boldsymbol{x}_i, \boldsymbol{x}_2, \cdots, \boldsymbol{x}_N\} \subseteq \boldsymbol{R}^d$，其中$\boldsymbol{x}_i$表示模拟的食物源（对应于问题的一个解）。一般地，初始种群根据式（4-1）随机生成：

$$x_{ij} = \mathrm{lb}_j + \mathrm{rand}\,(0,1) \cdot (\mathrm{ub}_j - \mathrm{lb}_j) \tag{4-1}$$

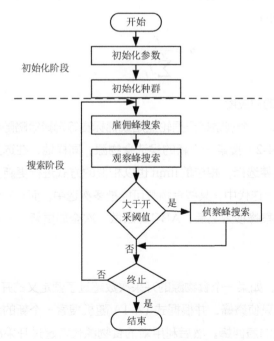

图4-1　ABC算法的流程图

式中：$i = 1, 2, \cdots, N$，$j = 1, 2, \cdots, d$；x_{ij} 表示第 i 个食物源 $\boldsymbol{x}_i = \{x_{i1}, x_{i2}, \cdots, x_{id}\}$ 的第 j 维；ub_j 和 lb_j 分别表示第 j 维的上界和下界。同时，每个食物源通过一个变量 limit 度量其挖掘潜力，该变量被初始化为 0。每个解的质量由相应的适应度函数值来表征，模拟了相应食物源中花蜜的丰富程度。

2. 搜索阶段

ABC 算法的整个搜索过程由雇佣蜂搜索、观察蜂搜索和侦察蜂搜索组成，它们在一次迭代中顺序执行。每个搜索子过程的具体操作如下。

（1）雇佣蜂搜索

在 ABC 算法中，每个食物源仅被某个雇佣蜂依附，因此食物源的数量等于雇佣蜂的数量。一个雇佣蜂通过所依附的食物源和某个邻居解得到候选食物源，相应的计算公式如下：

$$v_{ij} = x_{ij} + \phi_{ij} \cdot (x_{ij} - x_{rj}) \tag{4-2}$$

式中，x_{rj} 表示随机选择的邻居的第 j 维，v_{ij} 为新生成的候选食物源 $\boldsymbol{v}_i$ 的第 j 维，ϕ_{ij} 是一个取值于 $[-1, 1]$ 的随机变量。在生成 $\boldsymbol{v}_i$ 之后，计算其适应度。如果 $\boldsymbol{v}_i$ 优于 $\boldsymbol{x}_i$，则用 $\boldsymbol{v}_i$ 代替 $\boldsymbol{x}_i$，并且把相应的 limit 置为 0；否则，相应的 limit 增加 1。

（2）观察蜂搜索

为了模拟雇佣蜂带给观察蜂的食物源信息，先计算种群中每个食物源被观察蜂选择的概率，计算式如下：

$$p_i = \frac{f_i}{\sum\limits_{j=1}^{N} f_j} \tag{4-3}$$

式中，f_j 是第 j 个食物源的适应度。

基于上述概率信息，一个观察蜂根据轮盘赌或锦标赛等选择策略随机选择一个食物源，然后根据式（4-2）搜索一个新的候选食物源。同样地，在选择的食物源和候选食物源间做出贪婪选择，相应的 limit 也以相似的方式进行更新。需要指出的是，在一次观察蜂搜索迭代中，某些食物源可能被多次选中，而有些食物可能一次也没有被选中。在观察蜂搜索之后，ABC 算法做一次全局更新——更新全局最优解。

（3）侦察蜂搜索

在观察蜂搜索之后，如果一个食物源的开采次数超过了预定义的开采阈值 thr，则相应的雇佣蜂变成一只侦察蜂，并根据式（4-1）随机搜索一个新的食物源，再变成依附于该新食物源的雇佣蜂。然后利用新的食物源代替超过开采次数的食物源，并把相应的limit置0。理论上，一个侦察蜂可以搜寻到解空间中的任何一个解。

由上述可知，3种不同的人工蜂各有自己的搜索特征：雇佣蜂和观察蜂执行"开采"搜索（局部搜索），侦察蜂做"探测"搜索（全局搜索）。这两种搜索的有机结合是ABC算法在群智能算法中具有较强搜索能力和良好聚类性能的重要原因。然而，整个ABC算法搜索过程中的信息交流是比较弱的，而且雇佣蜂和观察蜂也采用了相似的搜索模式，这是不利于更优食物源搜索的，尤其是在空间维数较高的情况下。

4.2 CSABC 描述

人脑功能划分方法本质上是聚类方法，fMRI数据的高维性和低信噪比给现有的划分方法带来了一些问题，如较弱的抗噪能力和较弱的全局搜索能力。因此，研究可以较好地处理这些问题的方法就成了推动人脑功能划分发展的一个关键。作为一种较新的元启发式随机搜索算法，ABC算法具有简单、参数少、易实现、全局搜索能力和稳健性强的优点，而且在搜索和聚类方面优于传统的聚类算法。受此启发，提出了一种基于ABC算法的人脑功能划分方法——CSABC。

4.2.1 基本思想

CSABC充分利用了ABC算法较强的搜索能力和稳健性优势，其流程图如图4-2所示。可以看到，CSABC首先执行初始化操作，然后进入迭代搜索阶段。该阶段由自适应交叉搜索、雇佣蜂搜索、观察蜂搜索和侦察蜂搜索组成，其中的观察蜂搜索采用了分步式搜索策略。

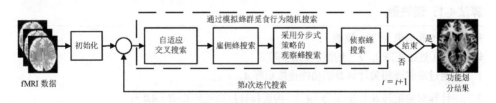

图4-2 CSABC的流程图

4.2.2 食物源表示

CSABC在初始化阶段首先将fMRI数据映射到一个低维空间中，然后初始化种群，最后在低维空间中搜索聚类中心。因此，一个食物源由若干个簇中心组成。具体地说，假定降维之后搜索空间的维数为K，那么一个簇中心可以表示为一个K维向量。更进一步地，由K个簇组成的聚类解可以表示成一个K^2维的向量。由于CSABC在K维空间中搜索簇中心，所以表示K个簇解的食物源也可以表示为一个K^2维的向量。图4-3给出了形式化表示，其中c_1、c_2和c_k表示簇中心。显然，一个食物源可以视作N个K维数据点的一个聚类解。可以注意到，这种表示形式和基本ABC算法中的食物源表示是一致的，具有操作简单的特点。

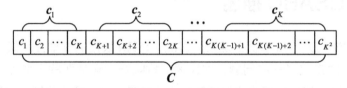

图4-3 由K个簇中心组成食物源位置示意图

4.2.3 初始化

针对fMRI数据的高维性，CSABC不是直接对其进行聚类，而是在初始化阶段先将其映射到低维空间。基于谱图理论的谱映射因为不需要数据分布的任何估计和假设，所以被用于fMRI数据的维数约简。谱映射的伪代码如算法4-1所示。具体来说，首先通过皮尔逊相关计算体素间的功能连接，得到连接矩阵A；然后对其施加拉普拉斯变换得到矩阵L；最后通过选择特征向量得到相应的低维数据点。谱映射将fMRI数据的维数降低到K，为簇中心的搜索创造了有利条件。

算法4-1：谱映射

输入：D（数据集），K（簇数）；

输出：A（连接矩阵），Y（约简后的矩阵）；

1   通过皮尔逊相关计算D的功能连接矩阵A；

2   计算对角矩阵B（$B_{ii}=\sum_j A_{ij}$），构造拉普拉斯矩阵$L=B^{-\frac{1}{2}}AB^{-\frac{1}{2}}$；

3   选择L的K个最大特征值所对应的特征向量，按列向排列形成矩阵X；

4   约简X的每一行，得到矩阵Y；

5   返回A，Y

在谱映射之后，种群规模N、最大迭代次数N_C和最大开采次数thr等参数被初始化，然后随机生成初始种群并计算其适应度。

4.2.4 自适应交叉搜索

众所周知，个体或解之间的信息交流对群智能算法的搜索性能有着重要的影响。在ABC算法中，雇佣蜂和观察蜂根据式（4-2）搜索新的食物源。这种搜索模式的本质是借助邻居食物源的某一维搜索新食物源。图4-4（a）形象地示意了这种搜索：对于一个食物源x_i，通过其某个邻居食物源和式（4-2）搜得一个新食物源x_v。可以清楚地看到，x_i和x_v仅在第j维上有差别。因此，这种信息交流是通过借助邻居食物源的某一维来更新食物源的相应维实现的。实际上，这种信息交流可以看作是人工蜂之间的信息交流。然而，这种信息交流是比较弱的，使得食物源中的有效信息不能被充分利用。因此，它不利于搜索更高质量的食物源，尤其是在维数较高的情况下。另外，研究已经表明：交叉操作在众多基于种群的操作算子中具有较强的信息交流能力，可以提高算法的搜索性能。因此，可以尝试在ABC算法搜索过程中加入交叉搜索算子，以提高其搜索能力。

在自然蜂群中，蜂王通过释放分泌物质和其他蜜蜂进行信息交流，进而协调组织整个蜂群的行为。受此启发，提出一种自适应的交叉策略，并将其加入ABC算法的搜索过程中。具体来说，依附于当前最优食物源的雇佣蜂被视为蜂王，蜂王和每个雇佣蜂之间通过执行与之相应的解的交叉操作来模拟信息交流，以达到搜索更优食物源的目的。图4-4（b）说明了食物源x_i和当前最优食物源x_b的交叉过程，搜得一个新的食物源x_v。可以很容易地观察到，这是一种全交叉操作，即x_i中的每一维都参与交叉计算。然后，计算新食物源的适应度；如果x_v优于x_i，用x_v替代x_i，相应的limit也被置为0。这种信息交流更充分的交叉操作有利于雇佣蜂搜索更好的食物源。

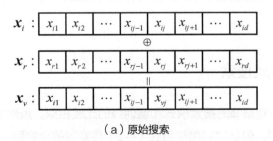

（a）原始搜索

图4-4 信息交流示意图

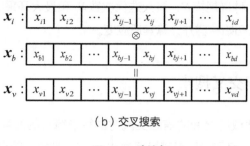

（b）交叉搜索

图4-4（续）

很明显，交叉操作的实现方式是非常重要的。考虑到不同的食物源有不同的质量，因此设计出一种具有自适应性的计算公式：

$$x_v = (1-\mathrm{e}^{\frac{-|f_b-f_i|}{f_b}}) \cdot x_b + \mathrm{e}^{\frac{-|f_b-f_i|}{f_b}} \cdot x_i \qquad (4\text{-}4)$$

式中，f_i和f_b分别表示x_i和x_b的适应度。从式（4-4）可以看到，交叉操作作用于整个解上，有利于某个解和当前最优解的信息交流。式（4-4）中的自适应交叉操作系数被表示为指数函数的形式，原因如下：①指数函数的变化比线性函数更平滑，有利于执行更细的空间搜索；②通过采用负指数，指数函数在0～1取值，这使其比较适合做系数；③指数函数被广泛地应用于群智能算法的研究中，尤其是以e为底数的指数函数。更进一步地，式（4-4）中的交叉系数通过适应度来计算，体现了信息交流的自适应性。这样做可以使雇佣蜂得到来自当前最优解的适量信息，促进种群搜索向着更优解分布的方向演化。此外，式（4-4）中没有引入新的参数，减少了人为干预。可以发现，自适应交叉策略通过当前解（最优食物源）和其他解（食物源）的交叉实现对蜂王和雇佣蜂信息交流的模拟，充分利用了当前最优食物源中的优良信息。总之，提出的自适应交叉策略可以充分利用当前最优食物源中的信息，增强蜜蜂之间的信息交流，从而促进食物源的搜索向着最优食物源靠拢。考虑到雇佣蜂、观察蜂和侦察蜂在ABC算法搜索过程中有各自的作用，自适应交叉策略被加入ABC算法搜索框架中，在地位上与3种人工蜂搜索并行。

4.2.5 分步式搜索

由上述可知，观察蜂的搜索模式和雇佣蜂的比较相似。虽然这两种人工蜂选择食物源的方式不同，但是它们都使用式（4-2）搜索新的食物源。式（4-2）在很大程度上决定了它们的搜索能力，这使得观察蜂搜索的价值比较有限。因此，为了提高ABC算法的搜索能力，可以尝试为观察蜂设计一种新的搜索策略。注意到，式（4-2）具有很强的随机性，并且没有充分利用迭代过程中产生的信息。对于这些问题，文献[147]提出了一种最优解引导的ABC算法并用于数字函数优化，其中观察蜂的搜索公式如下：

$$v_{ij} = x_{ij} + \phi_{ij}(x_{ij} - x_{rj}) + \psi_{ij}(x_{bj} - x_{rj}) \tag{4-5}$$

也就是说，在随机选择了食物源 x_i 和邻居食物源 x_r 之后，观察蜂根据式（4-5）仅搜索解的某一维（如第 j 维），进而搜得新的食物源。可以看到，式（4-5）的右边有3项，但是这种观察蜂搜索仅使用了最终的计算结果。很显然，这种搜索模式比较"窄"，并没有利用中间的计算结果，限制了观察蜂的搜索能力。基于此，通过修改式（4-5）提出一种分步式搜索策略，具体计算如下：

$$v_{ij}^{(1)} = w_{ij} x_{ij} \tag{4-6}$$

$$v_{ij}^{(2)} = v_{ij}^{(1)} + \phi_{ij}(x_{rj} - x_{ij}) \tag{4-7}$$

$$v_{ij}^{(3)} = v_{ij}^{(2)} + \psi_{ij}(x_{bj} - x_{ij}) \tag{4-8}$$

式中，w_{ij} 和 ψ_{ij} 是取值于[0,1]的随机变量，ϕ_{ij} 也是一个随机变量，取值于[-1,1]。从式（4-6）～式（4-8）可以看到：①前一步是后一步的基础，因此称之为分步式搜索；②这种分步式搜索在一次搜索中既考虑了中间结果，又利用了最终结果，因此增加了搜索的多样性。从搜索空间的角度看，分步式搜索策略在一次搜索中可以搜索3个位置，对应于3个新的候选食物源。图4-5示意性地说明了沿 j 轴方向的分步式搜索和基于式（4-5）的搜索。图4-5（a）和图4-5（b）分别说明了 $v_{ij}^{(1)}$ 和 $v_{ij}^{(2)}$ 优于 v_{ij} 的情形。因此，这种搜索策略是一种更精细的搜索方式。更进一步讲，当前最优解（最优食物源）也被用来搜索第三个候选解（食物源），进而引导蜂群的搜索。另外，新策略也具有计算简单的特点。总的来说，这种分步式搜索策略可以扩大观察蜂搜索的宽度和增强候选解的多样性，有助于发现更优的解（食物源）。

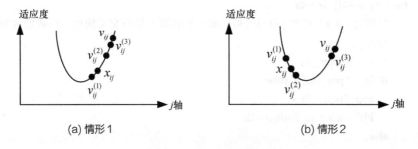

(a) 情形1　　　　　　　　　　　(b) 情形2

图 4-5　分步式搜索示意图

4.2.6 CSABC 的具体流程与分析

CSABC主要由初始化阶段和搜索阶段组成，其流程如算法4-2所示。具体来说，在初始化阶段：为了降低预处理后的fMRI数据的维数，通过谱映射将其映射到低维空间（第2行）；然后，一些参数和种群被初始化（第3行）。紧接着，CSABC进入由自适应交叉搜索、雇佣蜂搜索、观察蜂搜索和侦察蜂搜索组成的搜索阶段。①自适应交叉搜索根据式（4-4）为种群中的个体搜索新的食物源（个体）并计算其适应度（第8行）。在种群中的个体和相应新个体间进行贪婪选择，并更新与之对应的limit（第9～14行）。②雇佣蜂搜索与ABC算法中的相同（第17～24行）。③一个观察蜂首先选择一个食物源，利用分步式搜索策略搜得3个新的食物源；然后计算3个新食物源的适应度并得到较优的食物源（第27行）；最后在选择的食物源和该较优食物源之间做出贪婪选择，同时更新相应的limit（第28～33行）。④侦察蜂搜索和ABC算法中的相同（第39～44行）。当迭代次数达到最大迭代次数N_C时，搜索阶段将结束。最后，计算簇标g、Dunn和SI，并与最优适应度fit^*一起输出。

算法4-2：CSABC

输入：D（数据集），K（簇数）；

输出：fit^*，g，Dunn，SI；

1　（**A**）初始化阶段

2　　　执行算法4-1，得到功能连接矩阵A和低维数据矩阵Y；

3　　　初始化种群规模N、最大迭代次数N_C、最大开采次数thr和种群P；
　　　　pop_fits=f(**Y**, **P**)；fit^*=min{pop_fits}；fd^*=**P**[argmin{pop_fits}]；

4　（**B**）搜索阶段

5　**repeat**

6　（**a**）自适应交叉搜索

7　　**for** i=1；i<=N；i++ **do**

8　　　　根据式（4-4）对**P**[i]和当前最优解（食物源）执行交叉操作，记新的食物源为temp_i；
　　　　　fit_i=f(Y, temp_i)；

9　　　　**if** fit_i < pop_fits[i] **then**

10　　　　　pop_fits[i] = fit_i；

11　　　　　**P**[i] = temp_i；limit[i] = 0；

12　　　　**else**

13　　　　　　limit[i] = limit[i] + 1；

14　　　　**endif**

15　　**endfor**

```
16  （b）雇佣蜂搜索
17      for i=1；i<=N；i++ do
18          对第 i 个食物源，根据式（4-2）搜得一个新的食物源，记为 temp_i；
            fit_i=f(Y, temp_i)；
19          if fit_i < pop_fits[i] then
20              pop_fits[i] = fit_i；P[i] = temp_i；
                limit[i] = 0；
21          else
22              limit[i] = limit[i] + 1；
23          endif
24      endfor
25  （c）观察蜂搜索
26      for i=1；i<=N；i++ do
27          根据轮盘赌选择一个食物源，记其索引为 pos；根据式（4-6）~式（4-8）搜索3个候
            选解，记为 temps_i；fits_i=f(Y, temps_i)；idx = argmin{fits_i}；
28          if fits_i[idx] < pop_fits[pos] then
29              pop_fits[pos] = fits_i[idx]；
30              P[pos] = temps_i[idx]；limit[pos] = 0；
31          else
32              limit[pos] = limit[pos] + 1；
33          endif
34      endfor
35      if fit* > min{pop_fits} then
36          fit*=min{pop_fits}；
            fd*=P[argmin{pop_fits}]；
37      endif
38  （d）侦察蜂搜索
39      for i=1；i<=N；i++ do
40          if limit[i] > thr then
41              根据式（4-1）随机搜索一个新的食物源，记为 newf_i；P[i]=newf_i；
42              pop_fits[i]=f(Y,newf_i)；limit[i]=0；
43          endif
44      endfor
45  until 迭代次数达到 N_c；
46  根据SSE，得到 fd* 中的簇标 g；
47  Dunn = duns(A, g)；SI = SIs(A, g)；
48  return g, fit*, Dunn, SI
```

4.3 实验结果与分析

为了充分验证CSABC的性能，分别在模拟和真实fMRI数据集上做了大量的实验，并和一些典型的划分算法进行比较。下面所有的算法都利用MATLAB实现，ABC算法的参数设置如下：N_C=10000，N=50，thr=$K^2 \times N$。这些参数值是通过手动调试实验得到的。公平起见，GABC[观察蜂使用式（4-5）搜索新食物源]、CABC（仅在ABC算法中加入了自适应交叉搜索策略）、SABC（只有ABC算法中的观察蜂采用分步式搜索策略）和CSABC也采用与之相同的参数值。

4.3.1 fMRI 数据

1. 模拟fMRI数据

模拟fMRI数据是为检验CSABC的聚类划分性能准备的，其生成过程如下：首先生成模拟神经活动的时间序列，然后通过和血流动力学响应函数做卷积得到模拟的fMRI时间序列。具体来说，针对模拟脑区中的某个子区域，首先采用二阶自回归模型生成模拟神经活动的时间序列；然后通过与经典的血流动力学响应函数做卷积得到该子区域中心（hub）体素的模拟fMRI时间序列；最后，采用在中心体素的时间序列上叠加高斯噪声的方式得到该子区域其他体素的模拟fMRI时间序列。图4-6示意性地展示了模拟脑区，其中每一种颜色表示一个子区域，它们在空间上是连续的。

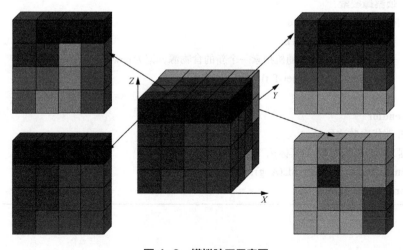

图 4-6 模拟脑区示意图

2. 真实fMRI数据及其预处理

真实fMRI数据及其预处理均与第3章相同，此处不赘述。从预处理后的fMRI数据中随机挑选一个被试，然后采取与第3章相同的方法提取其左脑岛，并将之作为实验的划分对象。

4.3.2 评价指标

对模拟fMRI数据而言，与之对应体素的簇是预先知道的。因此，可以通过计算聚类结果与真实结果的一致性来评价聚类方法的性能。归一化互信息（normalized mutual information，NMI）是经常被用于此目的的评价指标之一，其形式化定义如下：

$$\text{NMI} = \frac{I_K(C_1, C_2)}{\sqrt{H(C_1)H(C_2)}} \qquad (4\text{-}9)$$

$$H(C_1) = -\sum_{i=1}^{K} p(i) \log p(i) \qquad (4\text{-}10)$$

$$I_K(C_1, C_2) = \sum_{i=1}^{K} \sum_{j=1}^{K} p(i,j) \log \frac{p(i,j)}{p(i)p(j)} \qquad (4\text{-}11)$$

式中，$I_K(C_1, C_2)$ 表示簇数为K时两个聚类结果C_1和C_2的互信息，$H(C_1)$为聚类结果C_1的信息熵。NMI的取值范围是[0,1]。当NMI=0时，C_1和C_2是相互独立的；NMI=1意味着C_1和C_2之间的关系是确定性的。

为了方便与k-means比较，采用误差平方和（sum of squared error，SSE）作为适应度函数。SSE也是聚类中常用的指标之一，其定义如下：

$$\text{SSE} = \sum_{i=1}^{K} \sum_{x_j \in C_i} \| x_j - z_i \|^2 \qquad (4\text{-}12)$$

式中，z_i表示第i个簇C_i的簇中心，x_j表示C_i中的数据点。很明显，SSE度量了簇内距离。因此，SSE越小，聚类结果越好。

为了全面地评价聚类结果，簇内距离（簇内紧致性）和簇间距离（簇间分离性）经常同时考虑。在本章中，利用Dunn指数进一步度量聚类结果的质量，该系数的形式化定义如下：

$$\text{Dunn} = \min_{k=1,\cdots,K} \left\{ \min_{l=k+1,\cdots,K} \left(\frac{\text{dist}(C_k, C_l)}{\max\limits_{a=1,\cdots,k} \text{diam}(C_a)} \right) \right\} \qquad (4\text{-}13)$$

$$\text{dist}(\boldsymbol{C}_k, \boldsymbol{C}_l) = \min_{\boldsymbol{u} \in C_k, \boldsymbol{w} \in C_l} d(\boldsymbol{u}, \boldsymbol{w}) \qquad (4\text{-}14)$$

$$\text{diam}(\boldsymbol{C}) = \max_{\boldsymbol{u}, \boldsymbol{w} \in C} \{ d(\boldsymbol{u}, \boldsymbol{w}) \} \qquad (4\text{-}15)$$

其中，$\text{dist}(\boldsymbol{C}_k, \boldsymbol{C}_l)$ 和 $\text{diam}(\boldsymbol{C})$ 分别表示两个簇 $\boldsymbol{C}_k$ 与 $\boldsymbol{C}_l$ 之间的相异性和簇 $\boldsymbol{C}$ 的直径。函数 $d(\boldsymbol{u}, \boldsymbol{w})$ 表示两个数据点 $\boldsymbol{u}$ 和 $\boldsymbol{w}$ 之间的欧氏距离。可以观察到，Dunn 指数计算的是簇间距离与最大簇内距离的比值。因此，聚类结果的 Dunn 值越大，聚类结果越好。

4.3.3 模拟 fMRI 数据上的聚类一致性

为了检查聚类结果和真实结果的一致性，在由上述方法生成的模拟 fMRI 数据上进行了实验。k-means、层次聚类（hierarchical clustering，HC）、稀疏表示的谱聚类（sparse-representation spectral clustering，SSC）、谱聚类（spectral clustering，SC）、GMM、ABC、GABC、CABC、SABC 和 CSABC 在模拟数据集上分别运行 20 次，计算相应的 NMI 平均值并将其列在表 4-1 中（采用 $\mu \pm \sigma$ 的形式，以下相同）。从表 4-1 可以看到：这些算法的 NMI 平均值（以下简称 NMI 值）是明显不同的，并且 CSABC 达到了最高的 NMI 值（0.8211）。

表 4-1　9 种算法在模拟 fMRI 数据上的 NMI 值

k-means	HC	SC	SSC	GMM	ABC	GABC	CABC	SABC	CSABC
0.7344± 0.03605	0.6278± 0	0.7818± 0.03222	0.6315± 1.14E-16	0.7518± 0.03227	0.8013± 0.01534	0.8119± 0.01347	0.8129± 0.01625	0.8156± 0.01204	**0.8211± 0.01483**

具体来说，k-means 的 NMI 值（0.7344）是比较小的，相应的标准差也是最大的。HC 有最低的 NMI 值（0.6278），但是相应的标准差为 0。出现这种现象的原因是 HC 对数据噪声敏感，整个聚类过程没有随机性。SC 的 NMI 值是 0.7818，高于 k-means 的 NMI 值。SSC 的 NMI 值仅高于 HC 的，这表明了 SSC 的聚类结果是比较差的。GMM 的 NMI 平均值（0.7518）介于 k-means 的和 SC 的之间。ABC 算法的 NMI 值高于上述 5 种算法的，而且相应的标准差也较小。这意味着 ABC 算法有较好的聚类性能和较高的稳定性。由于 GABC 中的观察蜂在当前最优解的指导下搜索食物源，所以它的 NMI 值（0.8119）高于 ABC 算法的。与之相比，SABC 得到的结果具有更高的 NMI 值，其主要原因是分步式搜索具有更强的局部搜索能力。CABC 和 SABC 的 NMI 值（0.8129 和 0.8156）是比较相近的，仅低于 CSABC 的 NMI 值，这表明了自适应交叉搜索和分步式搜索策略对于提高 ABC 算法的聚类性能是有效的。CSABC 的 NNI 值表明了它有最优的聚类性能。

4.3.4　搜索能力

为了检查CSABC的搜索能力,在一个随机选取的被试的fMRI数据上进行了实验。为了方便比较,SC、ABC、GABC、CABC、SABC和CSABC在2～12个划分数上分别运行了20次,同时在迭代搜索过程中采用SSE作为簇解的度量。在低维空间中的SSE平均值显示在表4-2中,其中No.表示划分数(以下相同)。k-means和HC在由连接矩阵张成的未降维空间中做聚类,SSC在由稀疏系数矩阵张成的空间中进行聚类。因此,它们的SSE值没有显示在表4-2中。GMM直接对fMRI时间序列聚类时,先采用似然分数衡量GMM,然后根据最大似然概率确定体素簇标。因此,GMM也没有出现在表4-2中。从表4-2可以看到,CSABC在SSE上取得了最好的性能。详细地说,SC的SSE平均值(以下简称SSE值)是最差的,而且相应的标准差除了划分数为3、4、7、8和9外达到了最大。ABC的SSE值是低于SC的,相应的标准差除了划分数为4、7和9外均小于SC的。除了划分数为2、3和5之外,由GABC得到的结果的SSE值小于ABC的,这表明了目前最优解具有一定的引导作用。与GABC相比,CABC的SSE值低于或等于GABC的。同时,除了划分数为7外,SABC在SSE值上优于GABC,这表明了分步式搜索具有更强的局部搜索能力。CABC和SABC的SSE值是较低的;同时,有一些SABC的SSE的标准差低于ABC的,另一些则高于ABC的。来自CABC的SSE的标准差是高于ABC的,可能的原因是自适应交叉搜索是一种全维操作,在维数较高时有较强的耦合性。CABC和SABC的SSE值比较相近,因此它们的搜索能力相当。总的来讲,表4-2表明了3点:①ABC在搜索和聚类上是优于SC的;②自适应交叉搜索和分步式搜索可以提高ABC的搜索和聚类性能;③CSABC通过整合二者表现出最好的搜索性能和聚类性能,这为得到更好的划分结果奠定了基础。

表 4-2　6种算法在不同划分数上的SSE值

K	SC	ABC	GABC	CABC	SABC	CSABC
2	39.76±7.29E-15	39.76±7.29E-15	39.76±7.29E-15	39.76±7.29E-15	39.75±2.42E-14	**39.72±6.32E-15**
3	64.90±0	64.90±0	64.90±0	64.90±4.71E-14	**64.83±2.42E-14**	64.83±3.09E-14
4	83.62±0	83.61±4.99E-14	83.52±3.94E-14	83.47±1.46E-14	83.26±4.86E-14	**82.62±4.91E-14**
5	97.25±2.22E-01	97.09±2.55E-06	97.09±1.67E-08	97.08±1.90E-01	97.02±5.76E-06	**96.46±1.70E-01**
6	100.05±3.8E-03	100.04±3E-03	100.02±2.14E-03	100.01±3.62E-03	99.99±2.98E-03	**99.21±2.92E-14**
7	101.92±4.9E-03	101.90±7.5E-03	101.73±3.90E-03	101.68±7.93E-03	101.73±3.78E-03	**99.94±7.01E-02**

续表

K	SC	ABC	GABC	CABC	SABC	CSABC
8	101.72±2.52E-02	101.71±1.1E-03	101.57±1.72E-03	101.36±1.65E-03	101.49±8.48E-04	**100.79±2.25E-01**
9	91.12±3.23E-14	91.11±1.7E-03	91.05±5.60E-05	91.02±2.01E-03	91.01±1.20E-03	**90.99±1.42E-02**
10	99.04±1.88E-01	99.00±1.72E-02	98.99±2.02E-02	98.83±2.25E-02	98.85±2.20E-02	**98.52±6.30E-02**
11	100.48±1.13	99.86±2.07E-02	99.84±2.24E-02	99.52±2.34E-02	99.48±2.03E-02	**99.45±3.84E-02**
12	104.56±8.8E-01	104.12±2.53E-01	104.09±2.54E-02	104.03±2.87E-01	104.02±1.49E-02	**104.01±2.59E-01**

为了进一步检查这些算法的搜索能力，计算了CSABC和其他5种算法在不同划分数上SSE的克鲁斯卡尔-沃利斯（Kruskal-Wallis）检验的统计显著性（P值）。从表4-3可以看到：①当划分数为3时，CSABC和SABC在统计意义上是相同的；②当划分数为12时，CSABC与ABC、GABC和CABC在95%的置信水平下是统计不显著的；③在多数情况下，CSABC与其他5种算法是统计显著的。

表 4-3　CSABC与5种算法在不同划分数上SSE的克鲁斯卡尔-沃利斯检验的P值

K	SC	ABC	GABC	CABC	SABC
2	4.2438E-10	4.2438E-10	4.2438E-10	4.2438E-10	4.2438E-10
3	4.2438E-10	4.2438E-10	4.2438E-10	4.2438E-10	**NA[b]**
4	4.2438E-10	4.2438E-10	4.2438E-10	4.2438E-10	4.2438E-10
5	8.9942E-09	1.6928E-08	9.4917E-09	5.2395E-09	1.7895E-08
6	4.5775E-09	7.3477E-09	7.1735E-09	6.3802E-09	7.3477E-09
7	2.0215E-08	4.8266E-08	4.8266E-08	3.8091E-08	4.8266E-08
8	2.2503E-08	2.2503E-08	2.2503E-08	7.7037E-06	2.2503E-08
9	7.0813E-09	6.1254E-08	6.1254E-08	8.4358E-07	1.0959E-06
10	4.3205E-08	6.2043E-08	6.2043E-08	6.2043E-08	6.2043E-08
11	5.5574E-08	6.3018E-08	6.3018E-08	3.7358E-06	4.5000E-03
12	1.9069E-05	**9.8900E-02**	**2.5590E-01**	**8.9240E-01**	2.6500E-02

NA[b]表示两个SSE结果在统计意义上是相同的。

4.3.5　划分结果

人脑功能划分算法本质上是聚类算法，因此聚类指标可以用来评价实验结果。在和4.3.3小节相同的真实fMRI数据集上分别运行k-means、HC、SC、SSC、

GMM、ABC、GABC、CABC、SABC和CSABC各20次，并采用Dunn指数度量其聚类性能。表4-4显示了这10种算法在划分数为2～12上的Dunn平均值。可以看到，CSABC在Dunn指数上表现最佳。具体来说，k-means的平均Dunn值（以下简称Dunn值）在大多划分数上都是最小的，而且相应的标准差是最高的，这表明了k-means的聚类能力和稳定性是比较差的。除了划分数为2、3、4和9外，HC的Dunn值是高于k-means的，HC也具有最强的稳定性。SC的Dunn值在划分数为2～12时都高于上述两种算法的，而且它的标准差也低于k-means的。这表明了SC有更好的聚类性能。与HC相比，SSC的Dunn值在划分数为2、3、4和6时较好，而在其他划分数时的表现较差。出现这种现象的原因：稀疏表示对噪声敏感，而且有误差。除了划分数为3、4和6外，由GMM得到的划分结果具有高于SSC的Dunn值，然而它的标准差是较高的。其主要原因：搜索GMM的EM算法是梯度下降算法，而且fMRI的维数较高。在Dunn值度量上，ABC算法优于或相当于SC，其标准差在除了划分数为4、6和12外也较小。因为GABC中的观察蜂搜索融入了当前最优解信息，所以相应的Dunn值是高于ABC的。CABC和SABC的Dunn值高于ABC的，它们的标准差也是较接近的。与GABC相比，SABC在划分数为11时有相同的Dunn值，在其他划分数时有更高的Dunn值。CSABC在划分数为2～12时均达到了最高的Dunn值。总的来说，表4-4表明了自适应交叉和分步式搜索策略可以提高ABC算法的聚类性能。

表4-4　10种算法在不同划分数上的Dunn值

K	k-means	HC	SC	SSC	GMM	ABC	GABC	CABC	SABC	CSABC
2	0.9259± 9.49E-03	0.9247± 2.28E-16	0.9301± 6.27E-04	0.9271± 2.02E-04	0.9281± 8.85E-03	0.9302± 6.29E-04	0.9303± 6.27E-04	0.9308± 6.01E-04	0.9316± 6.17E-04	**0.9325± 6.27E-04**
3	0.9176± 1.09E-02	0.9169± 1.14E-16	0.9276± 7.68E-05	0.9261± 8.12E-05	0.9256± 3.03E-03	0.9276± 8.83E-05	0.9285± 8.69E-05	0.9287± 8.69E-05	0.9301± 8.83E-05	**0.9306± 8.69E-05**
4	0.9183± 1.03E-02	0.9181± 0	0.9276± 1.29E-04	0.9238± 2.87E-04	0.9233± 6.05E-04	0.9276± 1.54E-04	0.9287± 1.62E-04	0.9279± 1.62E-04	0.9291± 1.61E-04	**0.9312± 1.61E-04**
5	0.9169± 9.50E-03	0.9174± 3.42E-16	0.9276± 3.51E-03	0.9152± 1.50E-04	0.9220± 6.85E-03	0.9299± 5.91E-04	0.93± 6.18E-04	0.9304± 3.09E-03	0.9301± 6.20E-04	**0.9321± 2.91E-03**
6	0.9156± 9.50E-03	0.9158± 1.14E-16	0.9236± 5.66E-04	0.9213± 4.20E-04	0.9185± 7.62E-03	0.9239± 6.94E-04	0.9242± 6.81E-04	0.9247± 6.96E-04	0.9291± 7.17E-04	**0.9324± 6.61E-04**
7	0.9189± 9.50E-03	0.9195± 1.14E-16	0.9289± 1.32E-03	0.9176± 3.73E-04	0.9232± 5.86E-03	0.9298± 1.15E-03	0.9301± 1.37E-03	0.9304± 2.62E-03	0.9302± 2.64E-03	**0.9328± 2.49E-03**
8	0.9170± 9.02E-03	0.9192± 1.14E-16	0.9291± 5.57E-04	0.9146± 8.99E-04	0.9197± 7.75E-03	0.9292± 6.32E-04	0.9295± 2.01E-03	0.9298± 1.89E-03	0.9298± 6.55E-04	**0.9308± 6.04E-04**
9	0.9161± 9.05E-03	0.9157± 1.14E-16	0.9292± 6.40E-04	0.9156± 7.53E-04	0.9204± 6.79E-03	0.9296± 5.02E-04	0.9299± 6.57E-04	0.9298± 2.68E-03	0.9303± 5.86E-04	**0.9314± 1.19E-03**

K	k-means	HC	SC	SSC	GMM	ABC	GABC	CABC	SABC	CSABC
10	$0.9181 \pm$ 8.64E-03	$0.9202 \pm$ 2.28E-16	$0.9279 \pm$ 4.13E-04	$0.9137 \pm$ 7.90E-04	$0.9196 \pm$ 7.62E-03	$0.9281 \pm$ 2.09E-04	$0.9285 \pm$ 2.10E-04	$0.9286 \pm$ 2.24E-03	$0.9287 \pm$ 1.96E-04	**0.9298±** **2.13E-04**
11	$0.9174 \pm$ 8.61E-03	$0.9195 \pm$ 2.28E-16	$0.9289 \pm$ 1.15E-03	$0.9140 \pm$ 2.51E-04	$0.9198 \pm$ 7.31E-03	$0.9298 \pm$ 5.54E-04	$0.930 \pm$ 5.04E-04	$0.9302 \pm$ 2.21E-03	$0.930 \pm$ 7.37E-04	**0.9306±** **5.80E-04**
12	$0.9165 \pm$ 7.56E-03	$0.9187 \pm$ 2.28E-16	$0.9261 \pm$ 2.47E-03	$0.9151 \pm$ 1.91E-04	$0.9184 \pm$ 6.94E-03	$0.9265 \pm$ 2.63E-03	$0.9296 \pm$ 2.42E-03	$0.9271 \pm$ 2.75E-03	$0.9272 \pm$ 1.06E-03	**0.9309±** **2.57E-03**

另外，表4-5显示了CSABC与其他9种算法在Dunn值结果上克鲁斯卡尔-沃利斯检验的P值。可以看到：①CSABC和CABC的Dunn值检验结果在划分数为9～11时是统计不显著的；②当划分数为2时，CSABC和SABC的Dunn值结果在统计上不显著；③在其他情形下，CSABC与其他9种算法在Dunn值结果上是统计显著的。总之，表4-5中的结果表明了CSABC的聚类性能在大多数情况下与其他9种算法是统计显著的。

表 4-5　CSABC与9种算法在不同划分数上Dunn值的克鲁斯卡尔-沃利斯检验的P值

K	k-means	HC	SC	SSC	GMM	ABC	GABC	CABC	SABC
2	3.0300E-03	3.8360E-09	2.2539E-08	2.1471E-08	1.1272E-04	2.2905E-08	2.2539E-08	1.9789E-08	**5.6900E-02**
3	1.0447E-05	3.6137E-09	1.4403E-08	1.6769E-08	1.0406E-05	2.1471E-08	2.0447E-08	2.0447E-08	2.1471E-08
4	7.4576E-07	3.8360E-09	1.2557E-08	2.8076E-08	7.4300E-07	1.9789E-08	2.2905E-08	2.2905E-08	2.2539E-08
5	3.3972E-06	6.4522E-09	1.6844E-05	3.9495E-08	7.8098E-07	1.2843E-04	1.3627E-04	3.9227E-04	1.3064E-04
6	5.0874E-08	5.5801E-08	1.7600E-08	4.3852E-08	5.0874E-08	3.1461E-08	4.0639E-08	4.0822E-08	3.0595E-08
7	7.9321E-07	6.5739E-09	3.5451E-04	4.8337E-08	5.1973E-07	2.1000E-03	4.2000E-03	6.8993E-04	1.1000E-03
8	5.3464E-07	6.9127E-09	4.3269E-08	3.4930E-08	3.0489E-07	4.3527E-07	2.1803E-05	4.2000E-02	2.7362E-04
9	9.1588E-08	6.6977E-09	9.0666E-07	4.8693E-08	7.9051E-08	1.0016E-06	1.0290E-06	**3.0180E-01**	1.3569E-05
10	1.0889E-05	3.8360E-09	2.2466E-08	2.9381E-08	3.8264E-08	2.1471E-08	2.1471E-08	**3.9350E-01**	1.7629E-08
11	1.6576E-06	7.2001E-09	1.8567E-06	5.7689E-08	6.1955E-08	6.1010E-05	2.8193E-04	**1.0000E+00**	1.0700E-02
12	6.0217E-08	6.9256E-09	3.1278E-06	5.3140E-08	6.0217E-08	1.8010E-04	4.1276E-04	6.3922E-04	3.2206E-07

除了使用Dunn指数评价划分结果以外，可进一步通过绘制功能划分图比较划分结果的空间特性。在4.3.3小节的左脑岛fMRI数据上，分别运行k-means、HC、SC、SSC、GMM、ABC、GABC、CABC、SABC和CSABC各20次。图4-7展

示了划分数为3、6、9和12时与SSE平均值最接近的划分结果的空间结构，其中z值表示z坐标的值。从图4-7可以看到：随着划分数的增加，划分结果趋于一致；在几种算法中，由CSABC得到的划分结果的空间结构是最好的，相应的划分边界也是较光滑的。详细地说，k-means划分结果的空间结构是不连续的，也就是说存在空间上不连续的子区域，而且这种不连续性是比较明显的。主要的原因是k-means对初始值和噪声敏感，搜索簇中心时容易陷入局部最优。可以清晰地看到，由HC得到的划分结果也不是空间连续的，原因是这种聚类方式容易受到噪声和离群点的影响。来自SC的划分结果的空间区域性是优于k-means和HC的，这表明映射fMRI数据到低维空间有利于得到更优的划分结构。可以明显地注意到，由SSC得到的划分结果的空间连续性也较差，尤其是在划分数为3和12时。可能的原因是体素功能的稀疏表示是有误差的，也易受fMRI数据中噪声的影响。GMM的功能划分图也是不连续的，整个划分结果的空间区域性较差。与上述5种算法相比，由ABC得到的划分结果具有更强的区域性，功能亚区的边界也是较光滑的。与ABC算法相比，来自GABC的功能划分图有更短的划分边界，尤其是在划分数为6、9和12时。由CABC得到的划分结果的区域性是更清晰的，这种结果更好地遵守了人脑功能的区域性特征。

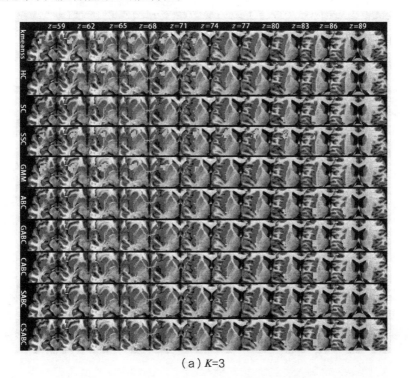

（a）$K=3$

图4-7 划分数为3、6、9和12时与SSE平均值最接近的划分结果的空间结构

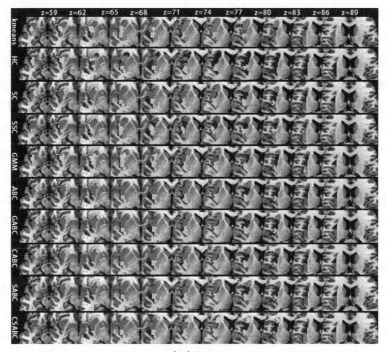

（b）K=6

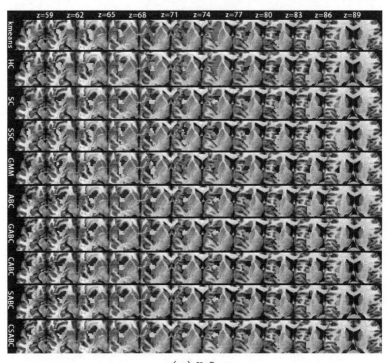

（c）K=9

图4-7（续）

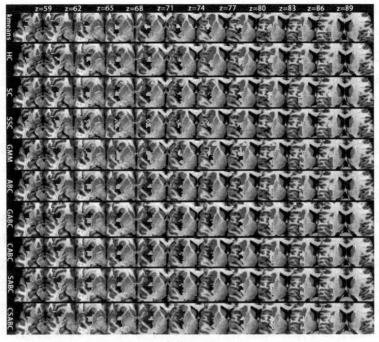

（d）K=12

图4-7（续）

SABC的功能划分图与CABC的相当，这与表4-2中的结果是一致的。由CSABC得到的功能划分图具有最强的区域连续性，亚区的划分边界也较短，反映了人脑功能的区域性和分离性。有趣的是，这些划分结果也暗示了脑岛的功能组织性是多空间尺度的，甚至可能是层次结构的。

4.3.6　划分结果的功能一致性

人脑功能划分的一个主要目标是得到功能一致性更强的功能亚区，因此使用SI指标衡量划分结果的功能一致性。为了充分评价CSABC的这一特性，不但在ABC、GABC、CABC、SABC和CSABC之间进行了纵向比较，也与k-means、HC、SC、SSC和GMM进行了横向比较。这些算法在与4.3.3小节相同的数据集上分别运行20次，相应的SI平均值被列在表4-6中。从表4-6可以看到，CSABC在功能一致性上取得了最好的性能。具体来说，k-means的划分结果在大多划分数时具有最低的SI平均值，而且相应的标准差也是最高的。这与表4-4中Dunn平均值的结果较为相似。除了划分数为2、3和4之外，来自HC的划分结果的SI平均值

（以下简称SI值）高于k-means的。由SC得到的划分结果的功能一致性高于上述两种算法的，这在一定程度上表明了在传统算法中SC可以得到良好的功能划分。来自SSC的划分结果的SI值在划分数为2、3、4和6时是高于k-means的，在其他情况下低于k-means的。类似地，由SSC得到的划分结果的功能一致性是劣于SC的。出现这种结果的主要原因：稀疏表示是有误差的，一些体素会被不正确地指派。4.3.3小节中SSC的功能划分图也表明了这一点。除了划分数为5之外，GMM的SI值是高于k-means的，也是高于HC的（除了划分数为5和8时）。更进一步地，除了划分数为2之外，来自GMM的划分结果的功能一致性也是优于SSC的。但是，GMM的划分结果在功能一致性上劣于SC的，主要原因有3个：①搜索GMM的EM算法属于梯度下降算法，具有较弱的全局搜索能力；②GMM是直接对fMRI时间序列操作，这使其更容易受噪声的影响；③在GMM搜索过程中加入动态邻域信息，在一定程度上增强了EM算法的抗噪性。由ABC得到的划分结果的SI值基本上是高于SC的，相应的标准差低于k-means的，也低于SC的（除了划分数为7、8和9时）。这暗示了基于群智能的聚类算法比经典聚类算法更适用于人脑功能划分。除了划分数为3、4、6和11外，来自GABC的划分结果具有高于ABC的SI值。由CABC得到的划分结果的SI值高于或等于ABC划分结果的SI值，SABC的划分结果的功能一致性是高于ABC的。SABC的划分结果也具有高于或等于GABC的SI值。总体上，由SABC得到的划分结果的功能一致性稍好于CABC的。CSABC的SI值是最高的，表明相应划分结果具有最强的功能一致性。总之，表4-6中的结果表明了新方法CSABC可以更好地处理fMRI数据的高维性和低信噪比问题，是一种更有效的人脑功能划分方法。

表 4-6　10种算法在不同划分数上的SI值

K	k-means	HC	SC	SSC	GMM	ABC	GABC	CABC	SABC	CSABC
2	0.5652± 1.44E-01	0.4926± 5.70E-17	0.8745± 2.28E-16	0.5758± 2.28E-16	0.5717± 1.12E-01	0.8746± 2.28E-16	0.8751± 2.28E-16	0.8754± 2.28E-16	0.8762± 2.28E-16	**0.8777± 2.28E-16**
3	0.6797± 5.43E-02	0.6158± 1.14E-16	0.8799± 0	0.7206± 3.42E-16	0.7213± 3.64E-02	0.8799± 0	0.8799± 0	0.8799± 0	**0.8802± 0**	**0.8802± 0**
4	0.7558± 4.29E-02	0.7483± 0	0.8881± 1.14E-16	0.7670± 3.42E-16	0.7688± 3.37E-02	0.8890± 1.14E-16	0.8890± 1.14E-16	0.8897± 1.98E-16	0.8892± 1.14E-16	**0.8901± 5.70E-16**
5	0.8077± 3.59E-02	0.8171± 2.28E-16	0.8959± 4.16E-03	0.7857± 4.53E-16	0.8028± 4.45E-02	0.8988± 0	0.8989± 3.78E-04	0.8988± 3.66E-03	0.8998± 0	**0.9005± 3.27E-03**
6	0.8230± 1.93E-02	0.8296± 0	0.9057± 1.59E-04	0.8282± 4.45E-16	0.8417± 1.99E-02	0.9058± 1.35E-04	0.9058± 1.20E-04	0.9059± 1.89E-04	0.9061± 1.33E-04	**0.9065± 2.28E-16**
7	0.8414± 1.94E-02	0.8436± 0	0.8962± 4.77E-04	0.8367± 1.14E-16	0.8558± 1.86E-02	0.8965± 5.94E-04	0.8968± 5.83E-04	0.9044± 7.78E-03	0.8969± 8.85E-04	**0.9083± 2.62E-03**

K	k-means	HC	SC	SSC	GMM	ABC	GABC	CABC	SABC	CSABC
8	0.8525± 1.42E-02	0.8668± 3.42E-16	0.9067± 5.32E-16	0.8380± 9.35E-04	0.8659± 9.90E-03	0.9066± 1.67E-04	0.9067± 1.03E-04	0.9112± 5.70E-03	0.9076± 1.49E-04	**0.9132± 4.05E-03**
9	0.8695± 1.26E-02	0.8750± 3.42E-16	0.9136± 5.06E-16	0.8434± 2.49E-03	0.8766± 1.32E-02	0.9137± 2.71E-05	0.9139± 2.96E-05	0.9150± 4.11E-03	0.9139± 4.47E-05	**0.9154± 3.28E-04**
10	0.8738± 1.21E-02	0.8787± 1.14E-16	0.9118± 7.27E-04	0.8121± 3.11E-03	0.8551± 1.18E-02	0.9122± 4.74E-04	0.9135± 3.54E-04	0.9137± 3.11E-03	0.9138± 2.51E-04	**0.9140± 2.70E-04**
11	0.8815± 8.87E-03	0.8857± 2.28E-16	0.9171± 3.48E-03	0.8227± 1.99E-02	0.8881± 1.21E-02	0.9187± 3.92E-04	0.9187± 2.50E-04	0.9198± 3.00E-03	0.9187± 2.56E-04	**0.9213± 3.36E-04**
12	0.8865± 8.62E-03	0.8893± 4.56E-16	0.9179± 2.79E-03	0.8314± 2.74E-03	0.8987± 8.45E-03	0.9180± 8.64E-04	0.9191± 5.63E-04	0.9209± 3.51E-03	0.9199± 3.51E-04	**0.9267± 1.89E-03**

表4-7列出了CSABC与其他9种算法在SI结果上克鲁斯卡尔-沃利斯检验的P值。检验结果表明：除了CSABC和SABC在划分数3上不显著外，CSABC与这9种算法在划分数为2 ~ 12时SI的检验结果都是显著的。

表4-7 CSABC与9种算法在不同划分数上Dunn的克鲁斯卡尔-沃利斯检验的P值

K	k-means	HC	SC	SSC	GMM	ABC	GABC	CABC	SABC
2	6.8616E-09	4.2381E-10	4.2381E-10	4.2381E-10	6.0533E-09	4.2381E-10	4.2381E-10	4.2381E-10	4.2381E-10
3	7.3477E-09	4.2381E-10	4.2381E-10	4.2381E-10	7.3207E-09	4.2381E-10	4.2381E-10	4.2381E-10	NA
4	7.3477E-09	4.2381E-10	4.2381E-10	4.2381E-10	7.3477E-09	4.2381E-10	4.2381E-10	4.2381E-10	4.2381E-10
5	1.7925E-08	1.4044E-09	5.5866E-06	1.4044E-09	1.7925E-08	2.2503E-05	6.4983E-05	9.0829E-06	2.2503E-05
6	7.3477E-09	4.2381E-10	4.5775E-09	4.2381E-10	7.3477E-09	3.9830E-09	1.8638E-09	5.1896E-09	2.9835E-09
7	3.5848E-08	3.5140E-09	1.4504E-08	3.5140E-09	3.5848E-08	3.4400E-08	3.5037E-08	4.9000E-03	3.3669E-08
8	1.8014E-08	1.4137E-09	1.4137E-09	5.3305E-09	1.8014E-08	1.0013E-08	4.1187E-09	2.0633E-04	6.6108E-04
9	4.0274E-08	4.0945E-09	4.0945E-09	3.4824E-09	4.0274E-08	1.3523E-08	3.9377E-08	1.5500E-02	2.5335E-08
10	4.1252E-08	4.2252E-09	2.8164E-08	3.5848E-08	4.1252E-08	2.6111E-08	6.0176E-06	9.7931E-04	5.1077E-05
11	6.0303E-08	6.9384E-09	5.3140E-08	3.5144E-08	6.0303E-08	5.9789E-08	5.8773E-08	2.1069E-05	5.9534E-08
12	6.3018E-08	7.3477E-09	8.4182E-08	6.1254E-08	6.3018E-08	7.3268E-08	2.3843E-07	7.4150E-07	1.1203E-06

4.3.7 功能连接指纹

为了验证由CSABC得到的划分结果的有效性，进一步绘制划分结果中功能亚区的功能连接指纹。图4-8显示了划分数为3、6、9和12时的CSABC划分结果的功能连接指纹。功能连接指纹的具体计算过程如下：首先，根据相关研究选取一些和脑岛同侧且与之有较强功能关系的脑区；然后，分别对划分结果的功能亚区和选择的脑区做信号平均化处理；接着，计算划分结果中的每一个亚区与选择脑区的皮尔逊相关系数，并通过费希尔Z变换将其转换成Z分数；最后，绘制功能亚区的功能连接指纹。在图4-8中，每一种颜色的折线代表一个亚区的功能连接指纹。可以看到，每个划分结果中的亚区有不同的功能连接指纹。具体来说，主要有3点：①在某个划分数下，每个功能亚区有自己的功能连接指纹；②脑岛与TPOsup有较强的功能连接；③随着划分数的增加，脑岛被划分为更多的功能亚区，每两个功能亚区在和一些脑区的功能连接上有显著的差异。这暗示了不同的功能亚区有不同的功能，也表明了由CSABC得到的划分结果是合理的。总的来说，这些结果不但验证了脑岛是一个多功能体的结论，而且暗示了脑岛的功能组织结构可能是一个（伪）层次结构。同时，这也表明了提出的CSABC是有效的。

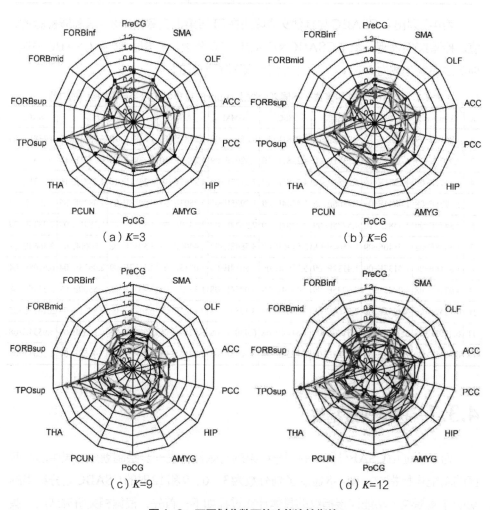

（a）K=3　　　　　　　　　　　（b）K=6

（c）K=9　　　　　　　　　　　（d）K=12

图4-8　不同划分数下的功能连接指纹

4.4 讨论

考虑到 fMRI 数据的高维性和低信噪比，本章提出了一种基于人工蜂群聚类的人脑功能划分方法：将预处理的 fMRI 数据映射到低维空间，然后通过提出的自适应交叉和用于观察蜂的分步式搜索策略提高人工蜂群算法的划分性能。在模拟和真实脑岛 fMRI 数据上的实验结果表明：提出的新划分方法具有较强的搜索能力，并能产生更高质量的脑岛功能划分。这种划分方法既在一定程度上推动了人脑功能划分方法研究的发展，也在多个粒度上揭示了脑岛功能的组织结构。

fMRI 数据的高维性给人脑功能划分方法带来了困难，尤其是基于簇中心搜索的划分方法。为了缓解这个问题，我们利用谱映射无须进行数据分布假设的优势将 fMRI 数据（或由之导出的特征）映射到低维空间。然而，一些其他的维数约简方法，如主成分分析、等距映射、多尺度变换，会对划分结果产生不同影响。因此，需研究它们对划分结果的影响和设计出更适用于 fMRI 数据（或导出的特征）的维数约简的方法。

为了评价新算法的性能，我们首先通过在模拟和真实 fMRI 数据的实验验证了聚类一致性；然后，在搜索、聚类和功能划分方面对实验结果进行了比较；更详细地，使用 SSE 和 Dunn 评价 CSABC 的搜索和聚类性能；接着，利用功能划分图、功能一致性和连接指纹验证 CSABC 的性能。由此对 CSABC 进行了较全面的评价。然而，由于脑岛的划分不精准，所以真实、可信地评价一个功能划分方法是困难的。因此，设计出一个适用于脑功能划分的客观而又可信的评价体系是一个急需解决的问题。在此背景下，我们并没有像之前的一些研究那样明确脑岛的功能划分数，而是给出划分数为 2 ～ 12 时的划分结果。这样做的好处：①可以多粒度观察脑岛（或其他脑区）的功能组织结构；②有助于研究脑疾病，也可为脑手术提供辅助。进一步地，由实际需求确定划分数是更有意义的。在方法论意义上，CSABC 是一种一般性的划分方法，可被用于其他脑区的功能划分，而且可通过检查亚区的形态和相应的功能连接来研究脑疾病，进而为脑疾病的诊疗提供神经影像证据。

从上述实验结果来看，脑岛可以被划分为不同的划分结果，在某个划分数下每个脑岛功能亚区都有自己的功能连接指纹。这暗示了脑岛的功能结构可能是一个（伪）层次结构。然而，现在还不能精确地绘制出脑岛的功能层次结构，因此，为更深刻地洞察脑功能的组织性，有必要研究更有效的模型与算法。我们验证了之前研究中的脑岛功能划分结果，得到了具有更强功能一致性和区域连续性的划分结果。更重要的是，实验结果也暗示了基于簇中心搜索的划分方法的搜索能力对最终的划分结果有重要影响，也表明了提高脑功能划分方法的搜索能力是一个可行的研究方向。本章提出的方法也有缺陷：由于人工蜂群算法是一个元启发式的搜索算法，所以CSABC的运行时间较长。

4.5 本章小结

本章提出了一种基于人工蜂群算法的人脑功能划分方法。该方法首先通过谱映射将预处理的fMRI数据映射到低维空间，降低了搜索空间的维数；然后，使用自适应交叉搜索、雇佣蜂搜索、观察蜂搜索和侦察蜂搜索完成聚类中心的搜索。自适应交叉搜索作为一个新的搜索算子增强了个体解之间的信息交流，有利于发现较远距离的更优解。观察蜂采取的分步式搜索策略增加了搜索宽度和候选解的多样性，提高了观察蜂的搜索能力。在模拟和真实fMRI数据上的实验结果表明，提出的新方法在功能一致性和区域连续性上是一种较为有效的人脑功能划分方法。本章介绍的方法最大的创新之处是将人工蜂群算法应用到人脑功能划分领域，而且对其进行了优化。

基于改进型粒子群的人脑功能划分方法

粒子群优化算法是一种基于粒子群中的个体协同搜索的元启发式算法，具有较强的全局搜索能力和稳健性，在聚类方面表现出良好的性能。鉴于此，本章提出一种基于改进型粒子群的人脑功能划分方法（dynamic-nonlinear-inertia-weight and population-topology-selection-stategy particle swarm optimization for brain functional parcellation，DPPSO）。

第 5 章

5.1 粒子群优化算法概述

粒子群优化算法模拟了自然鸟群的觅食行为。在粒子群优化算法中，一个粒子模拟鸟的觅食行为，具有速度和位置两个属性。其中，粒子的速度模拟觅食中鸟的飞行，使粒子由一个位置飞向另一个位置；粒子的位置代表问题的解。位置食物源的丰富程度模拟解的质量。粒子通过其速度更新位置实现搜索。粒子群优化算法的流程图如图5-1所示。

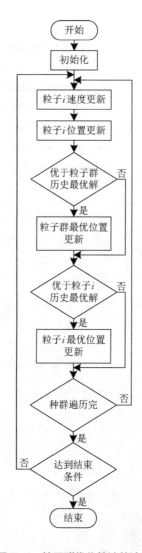

图 5-1 粒子群优化算法的流程图

① 初始化。在初始化子过程中，一些参数被初始化，如粒子群规模N_p、最大迭代次数N_C、惯性权重w、学习因子c_1和c_2，最大速度v_{max}和最小速度v_{min}，以及粒子的位置和速度等。对于待解决的问题，表示解的粒子位置通常可被表示为一个向量，将粒子速度表示为与其位置同规模的向量。假定粒子i的位置和速度可被表示为d维的向量，则其形式化表示分别为$x_i=\{x_{i1},x_{i2},\cdots,x_{id}\}$和$v_i=\{v_{i1},v_{i2},\cdots,v_{id}\}$，那么具有$N_p$个粒子的种群可形式化表示为：

$$P=\left\{(x_1,v_1),(x_2,v_2),\cdots,\left(x_{N_p},v_{N_p}\right)\right\}$$

一般地，可根据式（5-1）和式（5-2）生成初始种群：

$$x_{ij}=l_j+\text{rand}(0,1)\cdot\left(u_j-l_j\right) \tag{5-1}$$

$$v_{ij}=v_{\min j}+\text{rand}(0,1)\cdot\left(v_{\max j}-v_{\min j}\right) \tag{5-2}$$

其中：$i=1, 2, \cdots, N_p$，$j=1, 2, \cdots, d$；x_{ij}和v_{ij}分别表示粒子i位置与速度的第i维；l_j和u_j分别表示位置向量第j维的最小值和最大值；$v_{\min j}$和$v_{\max j}$分别表示速度向量第j维的最小值和最大值。采用某适应度函数评价粒子的位置（解）的优劣。最后，粒子i的历史最优解被初始化为其初始位置。

② 更新粒子速度与位置。在粒子群中，更新粒子i的速度v_i，实现该粒子沿着不同的方向飞去。一般地，v_i通过下式更新：

$$v_{ij}^{(t+1)}=w\cdot v_{ij}^{(t)}+c_1r_1(p_{\text{best}j}-x_{ij}^t)+c_2r_2(g_{\text{best}j}-x_{ij}^{(t)}) \tag{5-3}$$

其中：$v_{ij}^{(t+1)}$表示第t+1次迭代的v_i的第j维分量；w是惯性权重；$p_{\text{best}j}$和$g_{\text{best}j}$分别表示粒子i和粒子群的历史最优解；c_1和c_2分别是粒子i向本身或粒子群学习的学习因子；r_1和r_2是两个取值范围为$0\sim1$的随机数。$p_{\text{best}j}$的选择方式对$v_{ij}^{(t+1)}$的生成将产生重要影响。

使用粒子i的速度更新粒子i的位置模拟觅食中鸟中的飞行。具体的更新公式如下：

$$x_i^{(t+1)}=x_i^{(t)}+v_i^{(t+1)} \tag{5-4}$$

其中，$x_i^{(t+1)}$表示第t+1代的粒子i的位置。该公式实现粒子i在解空间中搜索。

③ 计算适应度。根据待解决的实际问题，设计出适应度函数。然后利用该函数计算出粒子i位置（解）的适应度值，并将其作为解优劣的度量。

④ 更新粒子历史最优位置。如果$x_i^{(t+1)}$的适应度优于粒子i的历史最优位置，则用之替换其历史最优位置，历史最优位置的适应度也做相应的更新。

⑤ 更新粒子群历史最优位置。在第t+1次迭代结束时，需要探测第t+1代时的粒子群的最优解是否优于其历史最优位置。如果是，则用前者替换后者，整个粒子

群的历史最优适应度也做相应的更新。

于1995年提出的粒子群优化算法被应用于多种优化问题。就粒子群优化算法改进而言，相关研究者聚焦于速度更新和位置更新。参数调整和邻居拓扑是其中两个主要的方面。在参数调整方面，惯性权重具有恒定和变量两类形式。在早期的PSO算法研究中，惯性权重是恒定的，如1和0.95。随着PSO算法研究的增多，恒定的惯性权重并不能较好地平衡全局搜索和局部搜索。因此，一些动态惯性权重出现了。例如，文献[153]采用了时变线性权重，相应的公式为 $w^{(t+1)} = \dfrac{T-t}{T} \cdot (w_{\max} - w_{\min}) + w_{\min}$。在非线性时变方面，文献[154]中的惯性权重采用了公式 $w(t+1) = (w_{t_{\max}} - 0.4)\dfrac{t_{\max}-1}{t_{\max}+0.4}$。文献[155]使用公式 $w(t) = \left(\dfrac{T-t}{T}\right)^{n} (w_{\min} - w_{\max}) + w_{\max}$ 更新惯性权重。相关研究已表明，变化的惯性权重可提高PSO算法的搜索能力，不同形式的惯性权重对问题具有一定的敏感性。邻居拓扑可以扩大粒子在解空间的学习范围，进而增强种群的多样性。到目前为止，邻居拓扑的研究可分为全局最优拓扑和局部最优拓扑。全连接拓扑属于全局最优拓扑，局部最优操作包括环形拓扑、轮形拓扑、随机拓扑、冯·诺依曼拓扑和星形拓扑。研究表明，这些邻居拓扑可以提高PSO算法的搜索能力。全局最优拓扑收敛速度快，但是容易陷入局部最优；局部最优拓扑可以得到更优解，但是收敛速度慢。虽然惯性权重和邻居拓扑受到不同研究者的关注，但是目前仍是一个开放的问题。针对基于PSO算法的人脑功能划分，本书提出动态非线性惯性权重和基于种群拓扑的选择策略。

5.2 DPPSO 描述

由于fMRI数据的高维性和低信噪比，现有一些划分方法，如k-means、GMM、SSC和SC，表现出较弱的搜索能力和较差的功能划分。因此，需要借助其他技术提出更有效的功能划分方法。

5.2.1 基本思想

作为一种群智能算法，PSO算法具有优于传统聚类算法的性能。受此启发，提出了一种基于PSO算法的人脑功能划分方法——DPPSO。

在式（5-3）中，惯性权重和个体历史最优位置的选择与速度的更新有关，进而影响了PSO算法的搜索能力。鉴于此，采用动态非线性惯性权重和基于种群结构的选择策略的改进型 PSO（DPPSO）被提出，并用于人脑功能划分。DPPSO 充分利用了 PSO 较强的搜索能力和稳健性，其流程图如图 5-2 所示。

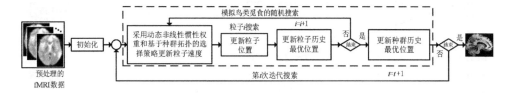

图5-2 DPPSO流程图

之后，DPPSO 采用了一个嵌套的迭代搜索过程。内层迭代由粒子速度更新、粒子位置更新、粒子历史最优位置更新组成，其中动态非线性惯性权重和基于种群拓扑的选择策略用于粒子速度更新。DPPSO 被期望在人脑功能划分中有更优的性能。

5.2.2 动态非线性惯性权重

在 PSO 算法中惯性权重是一个常量。然而，这种常量惯性权重和 PSO 算法不同搜索阶段的需求是不一致的。在 PSO 算法的搜索中，前期搜索需要粒子群有较强的全局搜索能力，以利用（广搜）整个空间；后期搜索需要更强的局部搜索能力来勘探（深挖）高质量的解。

在此思路的驱动下，设计了一种动态非线性惯性权重。该权重随着迭代次数的变化而变化，具体的计算公式如下：

$$w^{(t+1)} = w_{\min} + \left(1 - \frac{t}{T}\right)^3 \cdot \left(w_{\max} - w_{\min}\right) \tag{5-5}$$

其中：$w^{(t+1)}$ 表示第 $t+1$ 代的惯性权重值；$w_{\max}$ 和 $w_{\min}$ 分别是最大和最小惯性权重值；t 和 T 分别表示当前迭代次数和最大迭代次数。使用动态非线性惯性权重的原因：这种变化方式比线性的更微妙。

图 5-3 展示了 $T=50$ 时 $1-t/T$ 和 $(1-t/T)^3$ 的曲线图，可以看到：① $(1-t/T)^3$ 允许粒子群有更长的全局搜索；②在搜索的后期，$(1-t/T)^3$ 曲线更光滑，值变得更小，带来更强的局部搜索能力。w 的值随着迭代次数的增大而减小。当 t 较小时，w 的值较大，使得 wv_{ij}^t 倾向于较大，带来更强的全局搜索能力。相反，当 t 较大时，w 的值较小，使得 $wv_{ij}^{(t)}$ 倾向于较小，带来更强的局部搜索能力。图 5-4 以二维解空间为例，展示了早期搜索和后期搜索的示意图。与静态惯性权重相比，提出的动态非线性惯性权重更适合于不同搜索阶段的需要。随着迭代次数的增多，动态非线性惯性权重

的变化比动态线性惯性权重更微妙，带来更精确的搜索。因此，新设计的动态非线性惯性权重能够较好地满足不同阶段的搜索需求，从而提高 PSO 算法的搜索能力。

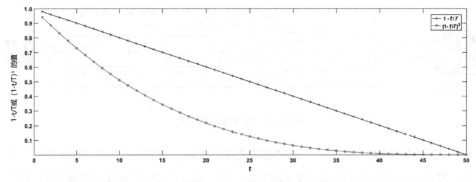

图5-3　T=50 的线性和立方非线性的惯性权重变化示意图

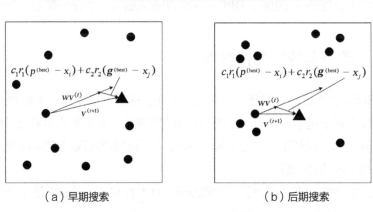

（a）早期搜索　　　　　　　　　　（b）后期搜索

图5-4　动态非线性惯性权重不同搜索阶段示意图

5.2.3　粒子位置表示

在基于 PSO 的脑功能划分中，表达体素间功能相关的矩阵首先被映射到一个低维空间中；然后利用改进型 PSO 搜索功能簇的中心。假定低维空间的维数是 d，功能簇数（划分数）为 K，一个粒子位置可被表示成一个 $K \times d$ 的向量，这种表示具有计算简单的优点。

5.2.4　种群拓扑的粒子历史最优解选择策略

在基本粒子群优化算法的速度更新公式中，被更新的粒子速度仅仅选择自己的历史最优解作为个体经历，这带来了信息的单源性。明显地，这种选择粒子历史最优解的方式不利于提高粒子方向的多样性。

众所周知，粒子群中的粒子以协作的方式在解空间中不断搜寻更优解。另外，与粒子本身相比，粒子的邻居携带有更丰富的信息，能更充分地表达粒子附近解的分布。因此，提出了一种基于种群拓扑结构的选择策略。具体地，首先采用欧氏距离计算出其他粒子的位置到粒子i位置的平均距离，并将其作为邻居半径。然后，如果邻居半径内的粒子数不小于$N_p/10$，从粒子i的邻居内随机选一个粒子r，并使用粒子r的历史最优解替换更新公式中粒子i的历史最优解。新的粒子速度更新公式如下：

$$v_{ij}^{(t+1)} = w^{(t+1)}v_{ij}^{(t)} + c_1 r_1 \left(p_{rj}^{(\text{best})} - x_{ij}^{(t)} \right) + c_2 r_2 \left(g_j^{(\text{best})} - x_{ij}^{(t)} \right) \tag{5-6}$$

其中，$p_{rj}^{(\text{best})}$表示选择的历史最优解。下面以二维空间为例对该选择策略进行示意性说明。在图5-5中，实心圆表示被更新的粒子i的位置，实心三角形表示粒子i的邻居位置。实心五角星代表被选中的粒子位置，其历史最优解用于粒子i的速度更新。在图中，假定粒子i是被更新的粒子，在基于种群拓扑的选择策略的作用下，与实心五角星位置对应的粒子的最优历史位置被选择来更新粒子i的速度。不难想象，新提出的历史最优解选择策略有助于提高粒子群的多样性，对其周围具有较强的探测能力。

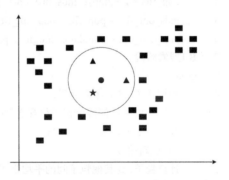

图5-5　粒子选择示意图

5.2.5　DPPSO 的具体流程与分析

DPPSO主要由初始化和搜索两个阶段组成。在初始化阶段，通过谱映射将由预处理后的fMRI数据导出的功能相关矩阵映射到低维空间中，并初始化参数。在搜索阶段，每次迭代先更新每一个粒子的位置和速度，然后更新粒子和种群的历史最优解。DPPSO的流程如算法5-1所示。

在初始化阶段：将由皮尔逊相关系数计算得到的功能相关矩阵映射到低维空间，以降低搜索的维数（第2行）；初始化相关参数和种群（第4行）。之后，由速度更新、位置更新、种群历史最优解更新和停滞探测组成的搜索阶段被执行：①对于粒子i，利用设计的拓扑选择策略选择用于粒子i速度更新的历史最优解，利用式

（5-6）更新粒子 i 的速度；②更新粒子 i 的位置（解）的适应度，计算新解的适应度，并更新粒子 i 的历史最优解；③在每个粒子完成搜索后，更新整个粒子群的历史最优位置。最后，返回簇标（g）、最优适应度（fit*）、DBI、光滑度（SM）、轮廓系数（SI）和卡林斯基-哈拉巴斯指数（Calinski-Harabz index，CHI）。

算法 5-1：DPPSO

输入：D（预处理的 fMRI 数据集，即矩阵 D），K（簇数）；

输出：g，fit*，DBI，SM，SI，CHI；

1　（A）初始化阶段

2　　　根据矩阵 D 计算功能连接矩阵 A，利用谱映射得到低维矩阵 Y；

3　　　初始化种群规模 N_p、最大迭代次数 N_C、种群 pop、个体和种群学习因子 c_1 和 c_2、最小和最大权重 w_{min}、w_{max}；

4　　　pop_fits = f(Y,pop)；inds_hist_opt = pop；

5　　　inds_opt_fits = pop_fits；pop_opt_fit = min{pop_fits}；

6　　　pop_hist_opt = populations[argmin{pop_fits}]；

7　（B）搜索阶段

8　**repeat**

9　　　根据式（5-5）计算 $w^{(t+1)}$；

10　　　计算种群中任何两个粒子位置之间的欧氏距离，形成距离矩阵 L；

　　　for i = 1；i <= N_p；i + + **do**

11　　(a) 更新速度

12　　　计算粒子 i 到其他粒子间的平均距离 d，确定以 d/3 为半径的邻居集合 N_e；

13　　**if** $|N_e| > 0$ **then**

14　　　在邻居域内选择一个粒子，记为 pr；

15　　**else**

16　　　选择粒子 i，记为 pr；

17　　**endif**

18　　根据式（5-7）更新粒子 i 的速度；

19　　(b) 更新位置

20　　根据式（5-4）更新粒子 i 的位置，并计算更新后的粒子 i 的适应度；

21　　**if** 更新后的粒子 i 的位置优于 inds_hist_opt[i] **then**

22　　　用更新后的粒子 i 替换之；

23　　**endif**

24　　**endfor**

25　　(c) 更新种群历史最优位置

26　　　**if** 当前历史最优位置中最优的优于 pop_hist_opt **then**

27　　　　用最优的位置更新 pop_hist_opt，并记下相应的适应度；

28　　　**endif**

29　**until** 迭代次数达到 N_C；

30   DBI = DBIs(**A, g**); SM = SMs(**A, g**); SI = SIs(**A, g**);

31   CHI = SIs(**A, g**);

32   **return g**, fit*, DBI, SM, SI, CHI

5.3　实验结果与分析

为了验证 DPPSO 的性能，在真实的 fMRI 数据上进行了实验，并和一些典型的划分算法做了比较。DPPSO 中的一些参数设置如下：N_p=50，c_1=c_2=2.05，w_{min}=0.4，w_{max}=0.9，N_C=500。公平起见，PSO、DPSO（仅使用了动态权重的 PSO）和 PPSO（仅使用了种群拓扑的 PSO）中的相关参数也取上述值。k-means、层次聚类（HC）、谱聚类（SC）、稀疏表示的谱聚类（SSC）、NEM-GMM、带有自适应交叉和分步式搜索的人工蜂群算法（CSABC）被用作对比算法。

5.3.1　评价指标

CHI（Calinski-Harabaz index）是组间误差平方和组内误差平方和的比率。CHI 是一个相对值，因此用其来决定功能划分数是合适的。CHI 的具体计算公式如下：

$$\text{CHI}(K) = \frac{\text{BGSS}}{\text{WGSS}} \times \frac{n-K}{K-1} \tag{5-7}$$

$$\text{BGSS} = \frac{1}{2}\left[(K-1)\overline{d^2} + \sum_{i=1}^{K}(n_i-1) \times \left(\overline{d^2} - \overline{d_i^2}\right)\right] \tag{5-8}$$

$$\text{WGSS} = \frac{1}{2}\sum_{i=1}^{K}\left((n_i-1)\overline{d_i^2}\right) \tag{5-9}$$

其中：BGSS 和 WGSS 分别表示组间误差平方和与组内误差平方和；$\overline{d_i^2}$ 表示第 i 个簇中数据点的平均距离；n_i 表示第 i 个簇中数据点的数量；n 和 K 分别表示数据点的总数和划分的簇数。在本研究中，通过 CHI 的肘部原则确定划分数。

本研究使用的其他指标有 SSE、Dunn、SI 和 SM 等，其具体的计算方式见前文。

5.3.2 实验结果比较

1. 搜索能力

为了检验DPPSO的搜索能力，在选定被试的左楔前叶的fMRI数据上分别运行SC、PSO、DPSO、PPSO、CSABC和DPPSO各30次，并记录每种算法在不同划分数下每次运行的SSE值。然后计算出不同划分数上SSE的平均值和标准差，相应的结果如表5-1所示。k-means、HC和GMM在未压缩的空间中得到划分结果，SSC对稀疏表示的功能系数进行划分聚类。因此其SSE值没有被包含在表中。可以看到，来自PSO的SSE平均值明显小于SC的，表明了PSO具有较强的空间搜索能力；与此同时，PSO的SSE标准差在划分数7~12上也是比较小的。出现这种现象的原因：SC通过平均法单路径搜索簇中心；PSO是基于种群的多路径搜索算法，个体间的信息交流进一步提高了它的搜索能力。运行DPSO产生的SSE平均值优于PSO的，这是因为动态非线性惯性权重契合了不同搜索阶段的需求，较好地平衡了全局搜索和局部搜索。与PSO相比，PPSO在划分数上2~12的值均较低。出现这种现象的原因是基于种群拓扑的选择策略提高了粒子间的信息交流和粒子的空间探测能力。由表5-1可以看到，DPSO和PPSO在SSE平均值方面的表现几乎是一样的，这表明其搜索能力基本相同。DPPSO在大部分划分数上获得了最小的SSE平均值。更进一步地，CSABC也是一个改进型群智能算法，其SSE平均值比DPPSO的平均值稍大（除了划分数8和10之外），这表明，设计的动态非线性惯性权重和基于种群拓扑的选择策略在提高PSO搜索能力方面是有效的和互补的。

表5-1　6种算法在不同划分数上的SSE平均值

K	SC	PSO	DPSO	PPSO	CSABC	DPPSO
2	32.59 ± 0	32.53 ± 1.18E-10	31.72 ± 1.13E-10	32.06 ± 1.33E-10	31.59 ± 2.13E-14	31.55 ± 8.28E-10
3	36.01 ± 0	35.41 ± 2.91E-10	33.98 ± 1.19E-10	34.38 ± 1.24E-10	34.01 ± 2.84E-12	33.52 ± 1.63E-10
4	49.75 ± 0	48.63 ± 4.38E-10	46.35 ± 1.83E-10	46.42 ± 2.27E-10	44.75 ± 3.40E-04	44.55 ± 1.69E-10
5	66.80 ± 0	65.90 ± 5.06E-10	65.15 ± 3.69E-10	65.58 ± 5.76E-10	65.82 ± 5.18E-02	65.15 ± 2.70E-10
6	55.031 ± 0	53.59 ± 5.76E-10	51.93 ± 4.82E-10	52.88 ± 2.98E-10	51.63 ± 1.45E-01	51.01 ± 4.15E-10

K	SC	PSO	DPSO	PPSO	CSABC	DPPSO
7	110.61 ± 4.68E-03	108.23 ± 3.81E-06	105.53 ± 4.21E-06	106.77 ± 4.10E-06	104.61 ± 1.23E01	104.45 ± 5.06E-06
8	125.13 ± 2.66E-02	122.96 ± 4.78E-05	121.25 ± 5.25E-05	121.56 ± 8.48E-05	120.24 ± 6.19E-05	120.65 ± 4.77E-05
9	113.68 ± 0	110.45 ± 5.51E-09	108.27 ± 4.34E-09	108.92 ± 3.81E-09	108.82 ± 1.28E-02	107.33 ± 5.71E-09
10	107.22 ± 8.34E-02	104.99 ± 5.52E-05	103.71 ± 3.87E-05	104.34 ± 61.08E-05	103.56 ± 4.11E-01	103.70 ± 4.84E-05
11	116.76 ± 1.14E-01	113.43 ± 5.45E-05	112.50 ± 3.98E-05	112.86 ± 7.07E-05	112.3 ± 3.82E-01	112.27 ± 6.26E-05
12	110.93 ± 3.76E-01	108.26 ± 4.75E-04	106.94 ± 5.59E-04	107.92 ± 6.09E-04	106.48 ± 7.99E-01	106.32 ± 8.37E-04

为了进一步检查由表5-1得到的结论的有效性，使用克鲁斯卡尔-沃利斯检验来度量DPPSO与其他5种算法的SSE结果的统计显著性，相应的检验结果如表5-2所示。可以看到：①除了划分数5和6，DPPSO的SSE值和PPSO的是统计显著的；②DPPSO和DPSO的SSE结果仅在划分数9和10上统计不显著；③除了划分数6、8和10，DPPSO和CSABC的SSE结果统计显著。因此，DPPSO与其他5种算法在SSE结果上大多数情况下是统计显著的。

表5-2 DPPSO与5种算法在SSE结果上的检验结果

K	SC	PSO	DPSO	PPSO	CSABC
2	2.74E-12	9.35E-11	3.05E-03	2.78E-02	2.74E-02
3	2.74E-12	4.72E-10	1.93E-02	8.29E-03	2.74E-02
4	2.23E-11	3.50E-10	4.54E-03	8.29E-03	9.18E-03
5	2.74E-12	1.04E-10	2.78E-05	**1.41E-01**	3.84E-02
6	2.74E-12	4.27E-10	4.74E-03	**1.55E-01**	**1.18E-01**
7	5.13E-11	2.59E-10	2.05E-02	3.77E-05	3.16E-02
8	5.90E-11	3.50E-10	2.53E-02	1.01E-02	**6.17E-02**
9	3.61E-11	4.34E-09	**7.25E-02**	3.92E-02	6.18E-03
10	5.75E-11	2.12E-10	**9.32E-02**	1.19E-04	**6.23E-02**
11	4.90E-11	3.50E-10	2.27E-02	1.77E-02	4.18E-02
12	6.11E-11	7.00E-10	3.37E-03	4.54E-03	3.96E-02

2. 聚类性能

为了比较不同划分算法的聚类性能，采用簇内距离和簇间距离比值的聚类系数DBI。图5-6列出了k-means、HC、NEM-GMM、SSC、SC、PSO、DPSO、PPSO、CSABC和DPPSO运行30次后DBI的平均值。可以看到，10种算法的DBI平均值随着划分数的增大而减小。来自SSC和NEM-GMM的划分结果具有较小的DBI平均值，主要原因是SSC对fMRI数据中的噪声敏感和NEM-GMM通过似然分数评价GMM。k-means是单路径搜索的聚类算法，HC是确定性的聚类算法，因此它们在DBI上优于SSC和NEM-GMM。因为谱映射可以降低聚类的维度，所以SC的DBI平均值随着划分数的增大而变得更大。由于PSO具有较强的搜索能力，基于PSO的划分方法在每个划分数上可以获得更小

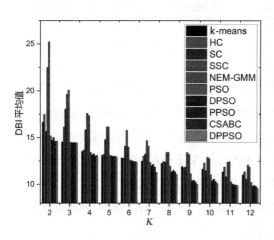

的DBI平均值。动态非线性惯性权重可以较好地平衡全局搜索和局部搜索，基于种群拓扑的选择策略能提高粒子群的多样性。因此，PPSO和DPSO可获得小于PSO的DBI平均值。与PPSO和DPSO相比，DPPSO的DBI平均值在划分数2~12上是最小的。更进一步地，除了划分数2和4外，DPPSO的平均DBI值稍小于CSABC的。因此，DPPSO具有良好的聚类性能。

图5-6　不同划分数上的DBI平均值

3. 划分结果的空间结构

划分结果的空间结构的连续性是人脑功能划分的基本要求，这与人脑功能的区域性是一致的。鉴于此，绘制了不同算法在划分数3、6和9上的功能划分图。对于每个划分算法，选择一个与其相应平均SSE值最接近的划分结果。图5-7展示了10种算法的划分结果。可以看到，由NEM-GMM和SSC得到的功能划分图在空间连续性上明显是最差的。出现这种现象的原因：NEM-GMM在搜索过程中使用EM算法易陷入局部最优，SSC对数据噪声敏感。由于k-means的均值型单路径搜索和HC聚类的确定性，其得到的功能划分图在空间连续性上优于NEM-GMM和SSC的。因为谱映射的抗噪性和聚类空间的低维性，SC的功能划分结构优于上述4种划分算法。与k-means、HC、NEM-GMM、SSC和SC相比，来自PSO的划分结构是空间连续的，其中的功能亚区有短而规整的边界，这可能是由于其具有较强的全局搜索能力。由于动态非线性惯性权重良好的搜索平衡能力和基于种群拓扑的选择策略带来的种群多样性，PPSO和DPSO得到的功能亚区的边界更短、更光滑。在动

态非线性惯性权重和基于种群拓扑的选择策略的共同作用下，DPPSO 产生的功能亚区边界是清晰、光滑的，每个亚区也不是特别小。CSABC 能够得到与 DPPSO 相似的划分结构。图 5-7（b）展示了划分数为 6 时的功能结构图，反映了与图 5-7（a）相似的结果。具体来讲，来自 k-means、HC、NEM-GMM 和 SSC 的划分结果在空间上是不连续的，而由 PSO、DPSO、PPSO 和 DPPSO 得到的划分结构是明显优于这 4 种算法的。图 5-7（c）进一步证实了由图 5-7（a）和 5-7（b）反映的结论。总的来讲，DPPSO 可以产生空间结构更优的划分结果。来自 DPPSO 的划分结果也有利于脑疾病的治疗和类脑智能的研究。

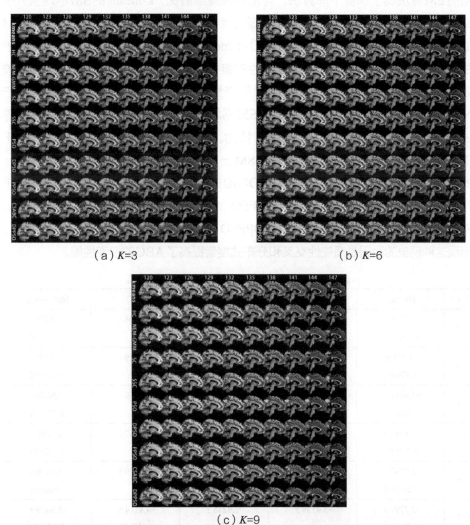

（a）K=3　　　　　　　　　　　　　　　（b）K=6

（c）K=9

图 5-7　划分数为 3、6 和 9 时不同算法的功能划分图（每个脑图中不同的颜色代表不同的亚区，每个子图上方的数字为来自 MRIcron 的切片编号）

4. 划分亚区的光滑性

为了评价划分亚区边界的光滑性，采用SM指标。将k-means、HC、NEM-GMM、SSC、SC、PSO、DPSO、PPSO、CSABC和DPPSO在不同划分数上分别运行30次，表5-3展示了每种算法在各个划分数上的SM平均值和相应的标准差。可以看到，SSC和NEM-GMM的SM平均值是低于其他8种算法的，相应的标准差也较大。这表明了SSC和NEM-GMM的划分结果具有较长的边界，也是不稳定的。出现这种现象的原因：①用于SSC聚类的功能系数对噪声敏感；②NEM-GMM使用的EM算法属于梯度下降算法，容易陷入局部最优。k-means的SM平均值大于SSE和NEM-GMM的，小于HC的（除了划分数7和10）；然而，k-means的SM值的标准差大于HC的。可能的原因：①k-means采用随机初始化的方式，而后以单路径迭代的方式聚类，HC是一个确定性的聚类方法；②聚类于数据点的分布容易被分成7个和10个功能簇。因为谱映射的降维作用，SC的SM平均值明显地高于NEM-GMM、SSC、HC、k-means的SM平均值，这表明了SC的功能亚区的边界较短。PSO由于具有较强的全局搜索能力，获得了高于SC的SM平均值。由于DPSO具有良好的搜索平衡能力，其在SM上表现得更好。由于使用了基于种群拓扑的选择策略，PPSO在SM上的表现与DPSO的相当。在动态非线性惯性权重和基于种群拓扑的选择策略的共同作用下，DPPSO取得了高于NEM-GMM、SSC、k-means、SC的SM平均值。与CSABC相比，DPPSO在划分数9和11上的SM平均值较低。出现这种现象的原因是适应性交叉和分布式搜索提高了ABC的搜索性能。

表5-3　10种算法在不同划分数上的SM平均值

K	k-means	HC	SC	SSC	NEM-GMM
2	$-0.2339 \pm$ 6.53E-03	$-0.0495 \pm$ 0	$0.8177 \pm$ 0	$-0.9496 \pm$ 0	$-3.0475 \pm$ 1.61E-01
3	$-1.333 \pm$ 1.37E-01	$-0.6974 \pm$ 0	$-0.2396 \pm$ 0	$-2.3579 \pm$ 0	$-2.7878 \pm$ 3.27E-02
4	$-1.6012 \pm$ 2.91E-01	$-0.8739 \pm$ 0	$-0.6469 \pm$ 0	$-2.9069 \pm$ 0	$-3.0330 \pm$ 2.41E-01
5	$-2.1582 \pm$ 3.33E-01	$-1.7720 \pm$ 0	$-1.0912 \pm$ 0	$-3.3957 \pm$ 0	$-3.4006 \pm$ 2.51E-01
6	$-2.7797 \pm$ 3.68E-01	$-2.3366 \pm$ 0	$-1.7352 \pm$ 0	$-4.3579 \pm$ 0	$-3.7176 \pm$ 3.82E-01
7	$-2.7797 \pm$ 3.31E-01	$-3.4539 \pm$ 0	$-1.9238 \pm$ 1.90E-03	$-4.4114 \pm$ 4.18E-03	$-3.8039 \pm$ 2.14E-01
8	$-3.7458 \pm$ 2.32E-01	$-3.7139 \pm$ 0	$-2.1238 \pm$ 1.78E-02	$-4.5137 \pm$ 1.74E-02	$-4.2279 \pm$ 3.93E-01

续表

K	k-means	HC	SC	SSC	NEM-GMM
9	−4.1425 ± 2.78E-01	−3.9311 ± 0	−2.6353 ± 0	−4.8136 ± 1.77E-02	−4.4732 ± 2.59E-01
10	−4.4651 ± 1.77E-01	−4.5790 ± 0	−2.8475 ± 5.36E-02	−5.0854 ± 0	−4.8867 ± 1.36E-01
11	−4.7684 ± 2.30E-01	−4.7633 ± 0	−3.1681 ± 7.23E-03	−5.2737 ± 1.16E-02	−5.0698 ± 3.17E-01
12	−4.9774 ± 1.82E-01	−4.9146 ± 0	−3.4694 ± 7.32E-04	−5.9412 ± 5.26E-03	−5.6217 ± 4.26E-01
K	PSO	DPSO	PPSO	CSABC	DPPSO
2	0.8196 ± 1.20E-10	0.8231 ± 4.58E-10	0.8207 ± 4.10E-10	0.8177 ± 3.33E-16	0.8235 ± 4.66E-10
3	0.2210 ± 3.56E-10	0.2958 ± 3.20E-10	0.2376 ± 3.20E-10	−0.2396 ± 1.39E-16	0.3152 ± 3.75E-10
4	−0.3242 ± 3.12E-10	−0.3100 ± 3.44E-10	−0.2308 ± 2.83E-10	−0.3069 ± 1.45E-10	−0.2221 ± 3.88E-10
5	−0.8103 ± 4.41E-10	−0.8041 ± 4.82E-10	−0.7966 ± 3.05E-10	−0.7968 ± 3.34E-10	−0.7886 ± 3.85E-10
6	−1.0169 ± 5.17E-10	−0.8219 ± 4.32E-10	−0.8894 ± 4.67E-10	−0.8367 ± 3.79E-10	−0.7905 ± 4.26E-10
7	−1.7042 ± 4.14E-05	−1.6219 ± 3.89E-05	−1.6774 ± 3.79E-10	−1.6693 ± 5.20E-10	−1.6208 ± 4.46E-10
8	−1.9078 ± 4.56E-05	−1.8995 ± 4.61E-05	−1.8400 ± 4.31E-05	−1.7410 ± 1.36E-06	−1.7061 ± 5.01E-05
9	−2.0525 ± 4.70E-10	−2.0242 ± 4.41E-10	−1.9738 ± 4.34E-10	−1.8613 ± 2.44E-05	−1.9408 ± 3.25E-10
10	−2.3067 ± 4.14E-05	−2.2130 ± 6.03E-05	−2.3010 ± 4.32E-05	−2.2677 ± 2.24E-05	−2.1775 ± 5.62E-05
11	−2.6761 ± 5.49E-05	−2.6257 ± 5.36E-05	−2.5655 ± 3.28E-05	−2.4627 ± 2.69E-05	−2.4995 ± 4.48E-05
12	−2.9488 ± 5.58E-05	−2.8404 ± 4.07E-05	−2.9194 ± 3.92E-05	−2.8138 ± 4.04E-05	−2.8098 ± 4.65E-05

为了支撑表5-3中结论的有效性，使用克鲁斯卡尔-沃利斯检验DPPSO的SM值与其他9种算法的SM值的显著性。表5-4中结果显示：①DPPSO的SM值与前6种算法的SM值是统计显著的；②除了划分数5，DPPSO与DPSO的SM值是统计显著的；③DPPSO和PPSO在划分数7上的SM值是统计不显著的；④仅在划分数7和11上，DPPSO和CSABC的SM值是统计不显著的。总的来说，

DPPSO与上述9种算法的SM值在统计上基本是显著的。

表5-4　DPPSO和9种算法在不同划分数上的克鲁斯卡尔－沃利斯检验

K	k-means	HC	SC	SSC	NEM-GMM	PSO	DPSO	PPSO	CSABC
2	4.78E-11	2.66E-12	4.13E-05	2.66E-12	1.23E-12	9.69E-03	9.81E-03	7.97E-03	1.17E-03
3	6.11E-11	7.60E-11	2.95E-08	2.74E-12	1.49E-12	7.32E-03	2.90E-02	1.89E-02	2.95E-08
4	7.54E-11	2.99E-04	8.01E-03	2.74E-12	1.57E-12	3.80E-03	1.86E-03	4.24E-02	8.90E-03
5	6.17E-11	2.74E-12	8.01E-03	2.74E-12	1.56E-12	5.60E-03	1.64E-01	6.80E-03	8.85E-03
6	6.84E-11	2.74E-12	1.68E-09	2.74E-12	1.57E-12	4.74E-03	2.36E-02	2.73E-02	5.67E-04
7	7.60E-11	2.74E-12	3.89E-02	3.89E-12	9.02E-11	7.15E-03	2.34E-02	1.70E-01	8.69E-03
8	9.35E-11	2.74E-12	1.92E-02	2.48E-11	9.02E-11	5.14E-03	4.46E-02	1.81E-02	2.83E-02
9	6.17E-11	2.74E-12	7.60E-11	1.17E-11	4.63E-11	3.63E-03	1.81E-02	4.94E-02	2.18E-02
10	6.18E-11	2.74E-12	1.35E-05	2.74E-12	4.63E-11	8.28E-03	3.59E-02	9.88E-03	9.61E-03
11	6.18E-11	2.74E-12	1.04E-02	4.17E-11	3.27E-12	1.37E-04	1.66E-02	8.52E-03	5.29E-01
12	6.16E-11	2.74E-12	6.41E-08	2.33E-11	5.32E-12	2.02E-03	7.97E-03	3.05E-02	1.57E-02

5. 功能一致性

获得具有更强功能一致性的划分结果是脑功能划分的核心目标。这里采用SI度量划分结果的功能一致性，表5-5列出了10种算法运行30次后在不同划分数上的SI平均值。可以看到，当划分数超过6时，NEM-GMM的SI平均值高于SSC的。可能的原因：NEM-GMM利用了动态邻域信息，SSC使用的稀疏功能系数对噪声较敏感。除了划分数2和3，k-means的SI平均值高于SSC和NEM-GMM的主要的原因：①NEM-GMM采用似然分数评价GMM，k-means使用SSE评价聚类结果；②SSC对稀疏的功能系数进行聚类，k-means对功能相关矩阵中的数据进行聚类。在大部分划分数上，HC获得了高于k-means的SI平均值。这种现象解释为HC利用沃德系数直接对功能相关矩阵中的数据点进行聚类。和上述几种算法相比，SC取得了最大的SI平均值，这表明了SC的划分结果在功能一致性上优于这些算法。和SC相比，PSO在每个划分数上的SI平均值是较高的，表明了PSO可产生功能一致性更强的划分结果。出现这种现象的原因：①PSO是一种多路径搜索的群智能算法，具有较强的全局搜索能力；②PSO对数据噪声和数据分布比较不敏感。DPSO和PPSO的SI平均值高于PSO的事实暗示了提出的动态非线性惯性权重和基于种群拓扑的选择策略有助于PSO获得功能一致性更强的划分结果。由动态非线性惯性权重对搜索阶段的适应性和基于种群拓扑的选择策略带来的种群多样性，DPPSO获得了高于上述算法的SI平均值，产生了具有最强功能一致性的划分结果。因此，新的DPPSO在人脑功能划分方面是有效的。此外，DPPSO的SI平均值不劣于CSABC，可能的原因是DPPSO和CSABC都是群智能算法，具有可比拟的搜索能力。

表5-5 10种算法在不同划分数上的SI平均值

K	k-means	HC	SC	SSC	NEM-GMM
2	0.7187 ± 2.07E-02	0.7843 ± 3.33E-16	0.9219 ± 6.66E-16	0.768 ± 0	0.2291 ± 3.14E-02
3	0.6802 ± 1.89E-02	0.8389 ± 3.33E-16	0.9122 ± 2.22E-16	0.7412 ± 0	0.6672 ± 6.42E-03
4	0.7829 ± 2.12E-02	0.8695 ± 5.55E-16	0.9153 ± 2.94E-00	0.7749 ± 5.55E-16	0.7384 ± 1.69E-02
5	0.8233 ± 1.70E-02	0.8477 ± 3.33E-16	0.9015 ± 2.22E-16	0.8043 ± 2.85E-16	0.7871 ± 1.32E-02
6	0.8361 ± 2.00E-02	0.8555 ± 5.55E-16	0.8974 ± 1.60E-00	0.7719 ± 5.52E-16	0.8164 ± 2.03E-02
7	0.8450 ± 1.70E-02	0.8357 ± 0	0.9100 ± 1.55E-04	0.8154 ± 1.77E-04	0.8446 ± 6.42E-04
8	0.8506 ± 1.02E-02	0.8461 ± 5.55E-16	0.9165 ± 3.50E-04	0.8444 ± 5.11E-00	0.8460 ± 1.61E-02
9	0.8564 ± 1.23E-02	0.8584 ± 1.11E-16	0.9124 ± 3.12E-16	0.8066 ± 7.42E-03	0.8136 ± 4.27E-02
10	0.8633 ± 7.70E-03	0.8660 ± 2.22E-16	0.9162 ± 9.70E-04	0.8167 ± 1.88E-16	0.8198 ± 3.52E-02
11	0.8662 ± 8.90E-03	0.8728 ± 2.22E-16	0.9179 ± 1.10E-04	0.8300 ± 2.53E-03	0.8317 ± 2.68E-02
12	0.8734 ± 6.80E-03	0.8798 ± 5.55E-16	0.9172 ± 1.77E-03	0.8242 ± 1.70E-04	0.8285 ± 1.87E-02

K	PSO	DPSO	PPSO	CSABC	DPPSO
2	0.9240 ± 2.30E-10	0.9268 ± 2.14E-10	0.9263 ± 2.07E-10	**0.9292 ± 4.44E-16**	0.9284 ± 1.94E-10
3	0.9178 ± 1.87E-10	0.9146 ± 1.41E-10	0.9191 ± 2.47E-10	0.9175 ± 2.22E-16	**0.9202 ± 1.27E-10**
4	0.9191 ± 1.85E-10	0.9180 ± 1.81E-10	0.9232 ± 1.76E-10	0.9287 ± 3.99E-10	**0.9248 ± 2.89E-10**
5	0.9086 ± 1.76E-10	0.9079 ± 2.27E-10	**0.9114 ± 0**	**0.9154 ± 5.11E-10**	0.9114 ± 2.51E-10
6	0.9176 ± 1.85E-10	0.9238 ± 2.11E-10	0.9178 ± 1.33E-10	0.9176 ± 1.26E-10	**0.9288 ± 1.77E-10**
7	0.9127 ± 6.72E-10	**0.9140 ± 8.36E-10**	0.9130 ± 6.04E-10	0.9136 ± 1.85E-10	**0.9140 ± 5.63E-10**
8	0.9195 ± 9.61E-10	0.9187 ± 5.83E-10	0.9228 ± 1.49E-10	0.9226 ± 3.27E-10	**0.9326 ± 6.06E-10**
9	0.9144 ± 5.80E-10	0.9141 ± 5.39E-10	0.9151 ± 4.47E-10	**0.9153 ± 5.44E-10**	**0.9153 ± 8.55E-10**

续表

K	PSO	DPSO	PPSO	CSABC	DPPSO
10	0.9213 ± 4.64E-10	0.9233 ± 5.64E-10	0.9248 ± 5.57E-10	0.9248 ± 4.28E-10	**0.9251 ±** **9.58E-10**
11	0.9234 ± 7.18E-02	0.9242 ± 7.50E-10	**0.9295 ±** **5.50E-02**	0.9274 ± 4.96E-03	**0.9295 ±** **6.43E-10**
12	0.9195 ± 6.62E-16	0.9236 ± 8.47E-10	0.9297 ± 3.06E-10	0.9292 ± 3.09E-10	**0.9299 ±** **1.02E-10**

为进一步验证表5-5中的结论,对DPPSO和其他算法的SI值进行了克鲁斯卡尔-沃利斯检验,相应结果被列于表5-6中。表5-6中的结果与表5-5相似,可以看到:①DPPSO与表中前5种算法在SI值统计上是显著的;②DPPSO和PSO关于SI值的统计也是显著的(除了划分数9);③DPPSO和DPSO的SI值仅在划分数5和10上统计不显著;④除了划分数2和5,DPPSO和PPSO的SI值统计是显著的;⑤DPPSO和CSABC的SI值仅在划分数4、10和12上统计不显著。

表5-6　DPPSO和9种算法SI值的克鲁斯卡尔-沃利斯检验

K	k-means	HC	SC	SSC	NEM-GMM	PSO	DPSO	PPSO	CSABC
2	5.13E-11	2.72E-12	2.99E-04	2.72E-12	1.23E-11	9.69E-03	7.64E-03	9.01E-02	8.59E-06
3	6.11E-11	2.74E-12	4.70E-03	2.74E-12	1.49E-11	3.43E-02	1.49E-02	7.80E-03	4.70E-02
4	1.32E-10	3.96E-09	1.60E-02	6.57E-12	1.57E-11	8.19E-03	2.62E-02	1.90E-02	1.47E-01
5	1.94E-09	1.04E-09	4.19E-02	2.45E-10	1.56E-11	6.60E-03	6.80E-02	9.20E-02	3.73E-02
6	6.18E-10	3.78E-11	1.53E-05	5.36E-11	1.57E-11	3.50E-02	6.65E-03	5.10E-03	8.37E-03
7	7.35E-06	6.77E-07	3.29E-05	1.29E-07	6.02E-12	8.51E-03	7.85E-03	1.97E-02	4.88E-05
8	1.32E-07	2.68E-06	1.10E-05	1.05E-05	1.17E-12	8.76E-03	2.00E-02	1.53E-02	2.45E-05
9	2.91E-06	1.27E-05	1.93E-05	2.43E-03	2.75E-12	6.18E-03	3.83E-02	2.74E-02	1.36E-03
10	6.55E-06	6.33E-06	2.52E-05	6.50E-03	8.27E-12	4.76E-03	5.65E-02	4.76E-02	5.04E-02
11	1.15E-06	6.90E-05	6.40E-05	1.11E-02	5.35E-12	8.18E-03	7.42E-03	3.41E-02	7.11E-05
12	4.69E-06	3.38E-06	2.43E-04	4.42E-03	3.26E-12	5.29E-03	7.42E-03	6.27E-03	1.72E-01

6. 功能连接指纹

为了验证DPPSO划分结果的有效性,检查一下划分结果内所有亚区的功能连接指纹。研究表明,楔前叶与前扣带回(ACC)、后扣带回(PCC)、海马(HIP)、杏仁核(AMYG)和壳核(CAU)具有较强的功能连接。因此,需要绘制楔前叶与这些脑区的功能连接指纹。具体过程如下:①对一个划分结果中的每个亚区和选择的每个脑区的时间序列分别进行平均;②采用皮尔逊相关系数度量每个亚区与每个脑区的功能连接,利用费希尔Z变换得到相应分数;③通过雷达图展现划分亚区的功能连接指纹。图5-8展示了划分数为3、6和9的划分结果的功能连接指纹。从图5-8(a)可以看到：①与黑线对应的功能亚区和CAU具有较强的功能连接，红线表示的功能连接与之相反；②绿线表示的功能亚区与HIP具有最强的功能连接。因此，3个亚区的功能连接特性具有明显的差异，这既表明了功能划分结果是合理的，也说明DPPSO在人脑功能划分方面的有效性。图5-8（b）展示划分数为6时划分结果的功能连接指纹。与蓝线对应的功能亚区与PCC、AMYG和CAU具有最强的功能连接，而与绿线对应的功能亚区与HIP有较强的功能依赖关系。与此同时，黄线表示的功能亚区与选择的脑区具有正的功能连接，但是红线表示的功能亚区与大部分选择的功能亚区表现出负的功能连接。虽然深蓝线表示的功能连接与红线表示的功能连接具有可比性，但是前者与HIP、AMYG和CAU有较强的功能连接。最后，与黑线对应的功能亚区和ACC具有最高的功能连接。因此，6个亚区的功能连接是不同的。图5-8（c）展示了划分数为9时各个亚区的功能连接，显示了相似的结论。总之，3张子图的结果表明了采用DPPSO得到的功能划分结果是有效、合理的。

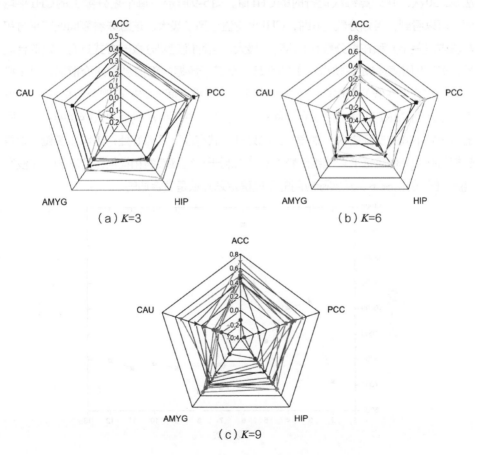

（a）K=3　　　　　　　　（b）K=6

（c）K=9

图5-8　划分数为3、6和9时的划分结果的功能连接指纹

5.4 讨论

针对人脑功能划分，提出了一种新的划分方法DPPSO。提出的动态非线性惯性权重和基于种群拓扑的选择策略被用于粒子速度更新。在楔前叶上的实验结果表明，DPPSO在空间结构和功能一致性方面优于k-means、HC、NEM-GMM、SSC、SC、PSO和CSABC。本章展示了一种基于PSO的人脑功能划分新方法，多粒度地揭示了楔前叶的功能组织特性。

本章展示了10种算法在划分数2~12上功能划分结果，并没有最终决定楔前叶的划分数。在人脑功能划分的研究中，一些指标（如CHI）被用于确定划分脑区的划分数。在实验的过程中，尝试用CHI确定楔前叶的划分数。据笔者所知，谱聚类在传统聚类方法中可取得最优的人脑功能划分性能，因此，在划分数2~12上运行划分算法SC 30次，并计算每次运行时的CHI值。图5-9展示了每个划分数上的CHI平均值。可以看到，当划分数为6时，CHI平均值达到了最大。这意味着簇间误差平方和与簇内误差平方和在划分数6上达到了最大。这种确定划分数的方式具有一定的合理性，但同时也具有如下缺点：①CHI是一个基于数据内部信息的评价指标，对于松散的簇和分离性低的数据点并不十分合适，而低维空间中数据点的分布是不清楚的；②预处理的fMRI数据中仍含有某种程度的噪声，并不能准确反映人脑功能；③不同的应用有不同的实际需求。本章介绍的处理方式有以下几点好处：①可以多粒度地看到楔前叶和其他脑区的功能组织特性；②有利于研究脑疾病和提供诊疗辅助。在没有"金标准"的情况下，从实际应用的角度确定划分数是更合适的。

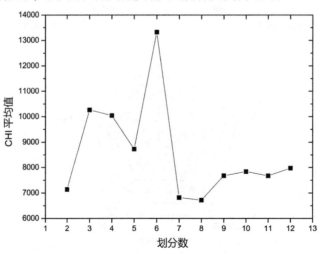

图5-9　不同划分数上的CHI平均值

PSO是一种典型的群智能算法。本研究将其扩展到基于fMRI数据的人脑功能划分中。实验结果表明，PSO、DPSO、PPSO和DPPSO能获得更优的划分结果。更进一步地，提出的算法也可用于其他脑区的功能划分。本研究不仅提供了一个新的人脑功能划分方法，而且拓展了PSO的应用。PSO是一种基于种群的迭代式搜索技术，在每次迭代中对于每个粒子都需生成解和评价解。因此，PSO、DPSO、PPSO和DPSO需要较长的运行时间（运行时间是指运行一次所需要的时间）。以DPPSO为例，其时间复杂度分析如下。

① 在初始化阶段，获得Y的时间复杂度为$O(N_v)$，种群初始化花费了$O(N_p \times K^2)$，粒子群适应度的计算需要$O(N_v \times K \times N_p)$，确定当前最好粒子花费了$O(N_p)$。因此，初始化阶段的时间复杂度为$O(N_v \times K \times N_p)$。

② 在搜索阶段，L计算花费了$O(N_p^2)$。由于种群完成一次搜索需要的时间复杂度为$O(N_p \times (N_p + N_v \times K))$，所以整个搜索阶段花费了$O(N_C \times N_p \times (N_p + N_v \times K))$。因此，DPPSO的时间复杂度为$O(N_C \times N_p \times (N_p + N_v \times K)) + O(N_v \times K \times N_p)$。可以看到，$N_C$、$N_p$、$N_v$是决定DPPSO时间复杂度的3个主要因素。

5.5 本章小结

本章提出了一种基于PSO的人脑功能划分新方法——DPPSO。DPPSO首先将功能相关矩阵映射到低维空间中，然后在其中搜索簇中心。动态非线性惯性权重和基于种群拓扑的选择策略被用于粒子速度更新，以提高PSO的划分性能。实验结果显示，与一些经典划分方法相比，DPPSO具有良好的搜索能力，可获得空间结构和功能一致性更强的划分结果。

从方法学意义上讲，本章提出的改进型人脑功能划分方法DPPSO，丰富了人脑功能划分方法的研究。实验结果揭示了楔前叶的功能划分结构，为洞察其功能特征和脑疾病（如抑郁症和癫痫等）提供了基础。更进一步地，提出的DPPSO可用于其他脑区的功能划分。

基于人工水母搜索优化的人脑功能划分方法

第 6 章

人脑功能划分是揭示人脑功能分离性的重要方式。然而，现有的大多数划分方法因不能较好地处理fMRI数据的高维性和低信噪比问题，表现出搜索能力较弱和划分结果的质量较差的问题。为了缓解此问题，本章提出一种基于人工水母搜索优化的人脑功能划分方法。该方法首先基于预处理的fMRI数据计算功能相关矩阵，并将其映射到低维空间。然后，将食物编码为由多个功能簇中心构成的聚类解，利用改进型人工水母搜索优化算法搜索更优的食物，其中采用融入迭代停滞的时间控制机制调控人工水母执行主动运动或被动运动，以提高全局搜索能力。针对主动运动设计适应度引导的步长确定策略，增强人工水母搜索的科学性和针对性。

6.1 人工水母搜索优化算法

海洋中的水母在形状上像一个钟，其生活状况随海水盐碱度、温度、氧气和海水运动等海洋环境的变化而变化。在捕猎食物的过程中，水母表现出依靠自己收缩向后推水而前进、参照其他水母运动和跟随洋流运动等多种运动形式。大量水母向食物丰富和海洋环境舒适区聚集，形成"水母花"，更详细的内容见文献[158]。在研究海洋中水母觅食运动的基础上，Jui-Sheng Chou和Dinh-Nhat Truong于2021年提出了人工水母搜索优化（artificial jellyfish search optimization，AJSO）算法。AJSO算法基于以下3条假设：①水母在海洋中仅具有跟随洋流运动和在水母群内运动两种形式，存在一种调控这两种运动转换的时间控制机制；②食物越丰富的地方对水母越有吸引力；③食物的丰富程度由（搜索的）位置决定，并通过相应的目标函数来度量。

针对待解决的问题，AJSO算法利用食物位置模拟解空间中的解；某位置上食物的丰富程度模拟相应解的优劣。假定某问题的解可表示为n维向量$X=(x_1, x_2, \cdots, x_n)$，那么数量为$N_p$的水母群可形式化地表示为$X=(x_1, x_2, \cdots, x_{N_p})$。新群智能算法AJSO遵守种群式搜索的一般框架和表示，其过程可分为初始化和搜索两个阶段。

6.1.1 初始化阶段

首先对种群数量N_p、最大迭代次数N_{iter}、分布系数β和运动系数γ等参数进行初始化，然后初始化种群。基于正态随机函数的种群初始化是常用的初始化方式，但是由该方式得到的初始种群往往不能较均匀地散布于解空间中，容易产生"早熟"问题。相比较而言，基于混沌映射的初始化方式可以提高初始种群的多样性，尤其是逻辑斯谛混沌映射。AJSO采用逻辑斯谛映射，该映射的计算公式如下：

$$X_{i+1} = \eta X_i(1-X_i), 0 \leq X_0 \leq 1 \qquad (6-1)$$

其中：X_i是第i个人工水母位置的逻辑斯谛映射值；X_0是初始的映射值，并且$X_0 \notin \{0.0, 0.25, 0.75, 0.5, 1.0\}$；参数$\eta$的值通常取4。针对待解决的问题设计适应度函数，通过函数度量人工水母位置（解）得到种群中相应人工水母（位置）的优劣，进而得到初始最优解。

6.1.2 搜索阶段

人工水母在觅食过程中表现出跟随洋流运动和在水母群内运动两种形式，而在水母群内的运动又可细分为被动运动和主动（active）运动两种。时间控制机制是在时间维度上调控人工水母觅食过程中采用何种运动方式的机制，其时间特性通常用搜索迭代次数来模拟。时间控制机制由时间控制函数 $c(t)$ 和常量 C_0 组成。时间控制函数的形式化表示如下：

$$c(t) = \left| \left(1 - \frac{t}{N_{\text{iter}}} \right) \times (2 \times \text{rand}(0,1) - 1) \right| \tag{6-2}$$

其中，t 表示当前迭代次数。容易看到，$c(t)$ 是一个取值范围为 $0 \sim 1$、受迭代次数影响的随机数。

如果 $c(t) \geq C_0$ 时，人工水母跟随洋流运动。否则，人工水母在种群内运动：当 $\text{rand}(0,1) > 1-c(t)$ 时，人工水母表现出被动运动，反之表现出主动运动。

（1）跟随洋流运动

洋流对人工水母觅食运动产生重要影响。洋流的方向被模拟为最优人工水母位置与种群中每个水母位置差的平均值，其具体计算公式如式（6-3）所示。基于人工水母位置在解空间中呈现出正态分布的假设，种群中的人工水母以较大的概率分布在种群平均位置附近。鉴于此，式（6-3）可被更新为式（6-4）。进一步地，新的人工水母位置可由式（6-5）计算得到：

$$v_{\text{trend}} = \frac{1}{N_{\text{p}}} \sum_{i=1}^{N_{\text{p}}} (x^* - e_c x_i) = x^* - \frac{e_c}{N_{\text{p}}} x_i \tag{6-3}$$

$$v_{\text{trend}} = x^* - \beta \cdot \text{rand}(0,1) \cdot \frac{1}{N_{\text{p}}} \cdot x_i \tag{6-4}$$

$$x_i^{(t+1)} = x_i^{(t)} + \text{rand}(0,1) \cdot v_{\text{trend}} \tag{6-5}$$

其中：x^* 表示当前最优人工水母位置，e_c 为吸引因子；β 为分布因子，其取值通常为3。

（2）群内运动

在人工水母群中，每个人工水母表现出被动运动和主动运动两种形式。被动运动是人工水母 i 在自身周围实现搜索的运动形式，无须借助其他人工水母的信息，其具体的计算公式如下：

$$x_i^{(t+1)} = x_i^{(t)} + \gamma \cdot \text{rand}(0,1) \cdot (U_b - L_b) \tag{6-6}$$

其中：U_b 和 L_b 分别表示由解空间的每一维最大值和最小值构成的上界向量和下界向量；γ 是运动系数，通常取 0.1。

主动运动是一个人工水母 i 借助另一个人工水母 j 的位置实现其搜索的运动形式，其具体计算如下：

$$v_{dir} = \begin{cases} x_i^{(t)} - x_j^{(t)}, & 若 x_j^{(t)} 劣于 x_i^{(t)} \\ x_j^{(t)} - x_i^{(t)}, & 其他 \end{cases} \tag{6-7}$$

$$x_i^{(t+1)} = x_i^{(t)} + \text{rand}(0,1) \cdot v_{dir} \tag{6-8}$$

其中，$x_j^{(t)}$ 表示随机选择的不同于 $x_i^{(t)}$ 的人工水母 j 的位置。当 $x_j^{(t)}$ 劣于 $x_i^{(t)}$ 时，$x_i^{(t+1)}$ 远离 $x_j^{(t)}$；反之，$x_i^{(t+1)}$ 向 $x_j^{(t)}$ 靠拢。容易看到，主动运动实现了与其他人工水母的信息交流，可在较大范围内实现有目的的搜索。

在种群初始化和迭代搜索过程中，新产生的位置分量有时会超出边界。此时，位置中的超界分量按下式处理：

$$\begin{cases} x_{i,d}' = (x_{i,d} - U_{b,d}) + L_{b,d}, & 若 x_{i,d} > U_{b,d} \\ x_{i,d}' = (x_{i,d} - L_{b,d}) + U_{b,d}, & 若 x_{i,d} < L_{b,d} \end{cases} \tag{6-9}$$

其中，$x_{i,d}$ 表示第 i 个水母位置的第 d 个分量，$U_{b,d}$ 和 $L_{b,d}$ 分别为第 d 个分量的上界和下界。

与蚁群算法、粒子群优化算法、萤火虫算法和人工蜂群算法等典型群智能算法相比，AJSO 具有的相同之处是均为对不同种生物群体觅食行为的模拟，不同之处如下：①AJSO 在迭代搜索过程中拥有跟随洋流运动、被动运动和主动运动等多种运动搜索形式，具有较强的搜索能力；②每次迭代搜索时，确定每个人工水母运动搜索形式的时间控制机制具有随机性，也可进行设计，降低"早熟"的可能性；③水母生存的海洋环境较为复杂，容易提出改进型 AJSO。

6.2 ISAJSO 描述

AJSO 已被证实具有较强的搜索能力。基于此，提出一种融入迭代停滞和步长确定策略的 AJSO 的人脑功能划分新方法——iteration-stagnation and step-determination artificial jellyfish search optimization，ISAJSO。

6.2.1 基本思想

ISAJSO的流程图如图6-1所示。初始化后，新方法进入一个两层嵌套的迭代搜索过程，在内层迭代中，每个人工水母i根据融入迭代停滞的时间控制机制执行某种运动，并更新自己的位置和种群当前最优位置；在外层迭代中，整个种群执行N_C次搜索，最后输出最优解。

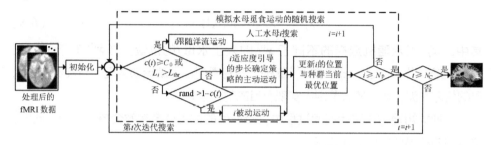

图6-1 ISAJSO流程图

6.2.2 融入迭代停滞的时间控制机制

AJSO在迭代搜索过程中往往会陷入停滞，这种停滞状态大概率地表示AJSO陷入了局部最优，给其搜索性能带来不利影响。跟随洋流运动具有较强的全局搜索能力，而群内运动拥有较高的局部深挖能力。时间控制机制控制人工水母跟随洋流运动还是群内运动，因此对AJSO的全局搜索和局部搜索具有调控作用。鉴于此，提出一种融入迭代停滞的时间控制机制。具体来讲，当时间控制函数值大于等于C_0或迭代停滞次数L_i大于L_{thr}时，人工水母i跟随洋流运动；当时间控制函数值小于C_0时，人工水母执行群内运动。时间控制机制的形式化表示如式（6-10）所示。可以看到，融入迭代停滞的时间控制机制可使陷入停滞的人工水母i跟随洋流运动，有利于其跳出局部最优，从而增强AJSO的全局搜索能力。

$$\text{move}(J_i) = \begin{cases} \text{跟随洋流运动，} & c(t) \geq C_0 \text{ 或 } L_i > L_{thr} \\ \text{群内运动，} & \text{否则} \end{cases} \quad (6\text{-}10)$$

更进一步地，在迭代搜索早期，时间控制函数$c(t)$值较大，人工水母倾向于跟随洋流运动，此时的种群具有较强的全局搜索能力。随着迭代搜索的进行，时间控制函数$c(t)$值逐渐变小，人工水母种群也慢慢进行局部搜索，继而一些人工水母个体出现搜索停滞。在融入停滞的时间控制机制下，当人工水母i的$L_i > L_{thr}$时，该人工水母就执行具有较强全局能力的跟随洋流运动，一旦搜索到新的更优位置，L_i 置 0，而后执行群内运动，在其附近进行局部搜索。因此，在迭代搜索的中后期，该机制具有增强种群空间探测能力的作用，有利于搜得更优解，从而跳出较差的局部最优。经分析可以看到，融入迭代停滞的时间控制机制具有在搜索过程中平衡全局搜索能力和局部搜索能力的作用。

6.2.3 适应度引导的步长确定策略

人工水母 i 主动运动时需要随机选择另一个人工水母 j，然后根据式（6-7）和式（6-8）移动到新的位置。在多维空间中，方向和步长是人工水母运动中的两个关键因素。式（6-7）较好地解决了方向问题，但是式（6-8）并未充分利用搜索过程中产生的信息来设计更有效的步长。这是因为 $\mathrm{rand}(0,1) \cdot \boldsymbol{v}_{\mathrm{dir}}$ 具有较强的随机性，没有考虑人工水母位置的质量。另外，人工水母位置的质量对其附近位置的质量具有一定的表征意义。在此思路的驱动下，设计一种适应度引导的步长确定策略。该策略首先将式（6-7）中的 $\boldsymbol{v}_{\mathrm{dir}}$ 单位化，然后借助人工水母 i 和 j 的适应度确定运动步长。具体的计算公式如下：

$$\boldsymbol{x}_i(t+1) = \boldsymbol{x}_i(t) + \frac{1}{1+\mathrm{e}^{\frac{f_j-f_i}{f_i}}} \times \frac{1}{\| \boldsymbol{v}_{\mathrm{dir}} \|} \times \boldsymbol{v}_{\mathrm{dir}} \tag{6-11}$$

其中，f_i 表示第 i 个人工水母位置的适应度。当人工水母 i 的位置优于 j 的位置（$f_j > f_i$）时，$\mathrm{e}^{\frac{f_j-f_i}{f_i}}$ 大于1，步长较小，此时人工水母 i 在其位置附近搜索；当人工水母 i 的位置劣于 j 的位置（$f_j < f_i$）时，$\mathrm{e}^{\frac{f_j-f_i}{f_i}}$ 小于1，步长较大，此时人工水母 i 在其位置较远的地方搜索。图6-2以二维空间为例，示意性地展示了适应度引导步长的作用。当 $\boldsymbol{x}_j$ 优于 $\boldsymbol{x}_i$ 时 [见图6-2（a）]，$\mathrm{e}^{\frac{f_j-f_i}{f_i}}$ 较小，由式（6-11）更新后的 $\boldsymbol{x}_i$ 以较大的步长向 $\boldsymbol{x}_j$ 靠近，容易搜索到更优的位置；当 $\boldsymbol{x}_i$ 优于 $\boldsymbol{x}_j$ 时 [见图6-2（b）]，$\mathrm{e}^{\frac{f_j-f_i}{f_i}}$ 较大，由式（6-11）更新后的 $\boldsymbol{x}_i$ 以较小的步长在 $\boldsymbol{x}_j$ 附近搜索，容易获得更优的位置。因此，式（6-11）既保留了式（6-7）的随机性，又考虑了适应度的引导作用。适应度引导的步长确定策略使主动运动搜索更具科学性和针对性，增强了其搜索能力。

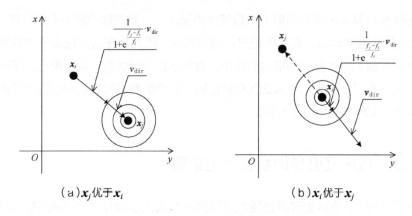

（a）x_j优于x_i　　　　　　　（b）x_i优于x_j

图6-2　适应度引导的步长确定策略原理图

6.2.4　ISAJSO 伪代码描述

为了更清晰地展现ISAJSO的过程，算法6-1给出其伪代码描述。ISAJSO主要由初始化和搜索两个阶段组成。初始化阶段首先对参数N_C、N_p、β、γ、η等进行初始化，然后初始化种群，计算每个个体的适应度，并得到初始最优个体。在搜索阶段，每次迭代由2部分构成：①根据时间控制函数的值和人工水母i的停滞情况，确定其按某种运动执行搜索，得到新的位置；②计算新位置的适应度，并更新人工水母i的位置和种群的当前最优个体（位置）。最后，根据距离最短原则计算出体素的簇标，并输出SSE、Group、DBI、SM和SI。从搜索过程看，当迭代次数t较小时，$c(t)$较大，人工水母跟随洋流运动搜索，如图6-3（a）所示（以二维空间为例，图中的箭头和实心三角分别表示洋流运动方向和种群当前最优解，下同），表现出较强的全局搜索能力，种群的多样性仍然较强；随着t的增大，$c(t)$变小，人工水母搜索时执行被动运动或主动运动，表现出一定的局部搜索能力，种群多样性开始下降，如图6-3（b）所示（以二维空间为例）；随着t的进一步增大，部分人工水母多次停滞地陷入局部最优，种群的多样性明显减小。在融入迭代停滞的时间控制机制的作用下，这些人工水母执行跟随洋流运动的搜索形式，表现出全局搜索特性，种群的多样性开始增多，如图6-3（c）与图6-3（d）所示。因此，ISAJSO具有持久的全局搜索特性，不易较早地陷入局部最优。

算法6-1：ISAJSO

输入：D（预处理的fMRI数据），K（功能划分数）；
输出：SSE, Group, DBI, SM, SI；

1 （A）初始化阶段

2 初始化 N_C、N_p、β、γ、η；基于 fMRI 数据集 D，利用皮尔逊相关系数计算出功能相关矩阵 A，并将其映射到低维空间；根据式（6-1）生成初始种群 X，利用适应度函数计算出每个个体的适应度，得到种群初始的最优个体。

3 （B）搜索阶段

4   Repeat

5   **for i**=1 to N_p

6   根据式（6-2）计算出时间控制函数 $c(t)$ 的值

     if $c(t) \geqslant C_0$ or $L_i > L_{thr}$ **then**

7   根据式（6-4）计算出洋流运动，结合式（6-5）计算出人工水母 i 的新位置；

8   **else**

9   **if** rand(0,1) > (1-c(t))

10   根据式（6-6）计算出人工水母 i 的新位置 $x_i^{(temp)}$；

11   **else**

12   根据式（6-7）和式（6-11）计算出人工水母 i 的新位置 $x_i^{(temp)}$；

13   根据式（6-9）对 $x_i^{(temp)}$ 中超出边界的分量进行修正，计算修正后的 $x_i^{(temp)}$ 的适应度；

14   更新人工水母 i 的位置和种群当前的最优水母的位置；

     $t = t+1$；

15   Until $t > N_C$

16   根据最短距离原则计算出 A 中所有数据点的簇标 Group，并将其映射到相应的体素上。

17   DBI=Dbi(X*,Group);SM=Sm(X*,Group);SI=Si(X*,Group);

18   **return** SSE，Group，DBI，SM，SI

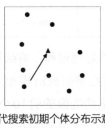

（a）迭代搜索初期个体分布示意图

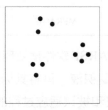

（b）迭代搜索中前期个体分布示意图

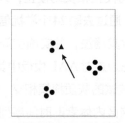

（c）迭代搜索中后期个体分布示意图

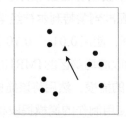

（d）迭代搜索后期融入迭代停滞的时间控制机

制调节下的个体分布示意图

图6-3　不同迭代搜索时期的个体分布示意图

6.3 实验结果与分析

为了验证ISAJSO的性能，我们在真实fMRI数据上做了大量实验，并与k-means、HC、GMM、SC和SSC等典型划分算法进行了比较。基于文献[158]，新方法的参数设置如下：N_p=50，β=3，γ=0.1，N_C=500。公平起见，仅使用了融合迭代停滞的时间控制机制的AJSO（IAJSO）和仅采用了适应度引导的步长确定策略的AJSO（SAJSO）也采用与DPPSO相同的参数值。

6.3.1 实验数据

为了检验新方法功能划分的效果，通过互联网获得公开的fMRI数据。本小节所使用的数据集包含57个被试的结构像和静息态下的功能像，相应的扫描参数如表6-1所示。其中，F.Img和S.Img分别表示功能像和结构像，Sequence为扫描人脑时所用的序列，TR表示扫描一个全脑所需要的时间，No_s是磁场扫描的切片数，FOV表示扫描时的视野域，No_v为全脑扫描的次数。

表6-1　fMRI数据扫描参数表

Image	Sequence	TR/ms	No_s	FOV	No_v
F.Img	EPI	2000	33	200×200	200
S.Img	MPRAGE	2530	144	256×256	1

利用DPARSF软件预处理fMRI数据，详细的处理过程：将结构像分割为白质、灰质和脑积液，再将其标准化到蒙特利尔神经学研究所模板上；为了排除fMRI扫描仪和被试适应过程的影响，将每个被试功能像的前10个脑图像删除，并对每个剩余被试功能像中的每个脑图像做层间校正和头动校正，以$3 \times 3 \times 3$的分辨率将其配准到蒙特利尔神经学研究所空间；通过去除24个滋扰信号得到灰质的fMRI数据；使用0.01～0.10 Hz的滤波器对其滤波，并实施空间光滑；借助AAL模板抽取海马脑区的fMRI时间序列，首先通过对AAL模板中其他脑区置0得到37脑区的掩模，然后将该掩模与随机选择被试的灰质掩模相交，得到最终的掩模，最后使用制作的掩模提取相应被试海马脑区内体素的时间序列，并将之用于实验。

6.3.2 实验结果比较

1. 搜索能力

为了验证ISAJSO的搜索性能，使用经典的SSE作为解（簇中心）的适应度函数。在所选被试的左海马的fMRI数据上分别运行SC、AJSO、IAJSO、SAJSO和ISAJSO各30次，并在每次运行后记录下不同划分数（2～9）上最优解的SSE值。针对每个运行的划分算法，计算出对应于每个划分数的SSE平均值和标准差，得到如表6-2所示的结果。k-means、HC和GMM在未压缩的空间内划分聚类，SSC对体素的稀疏功能系数进行聚类，因此它们没有被包含在表6-2中。从表6-2可以观察到，在每个划分数上，由AJSO得到的SSE平均值均小于来自SC的SSE平均值，而且相应的标准差也较小，这表明了AJSO的搜索能力优于SC。来自IAJSO和SAJSO的SSE平均值都低于AJSO的，而IAJSO的SSE平均值与SAJSO的相当。这种现象表明融入迭代停滞的时间控制机制和适应度引导的步长确定策略是有效的。ISAJSO的SSE平均值在5种划分算法中是最小的，相应的标准差也是较低的。因此，ISAJSO在搜索方面是有效的。

表6-2　5种算法在不同划分数上的SSE平均值和标准差

K	SC	AJSO	IAJSO	SAJSO	ISAJSO
2	72234.77 ± 4.37E-11	72233.47 ± 0	72232.89 ± 0	72232.57 ± 0	72231.50 ± 0
3	61362.75 ± 5.64E-01	61358.00 ± 8.06E-02	61345.1 ± 7.96E-02	61101.62 ± 1.41E-02	60913.33 ± 1.23E-02
4	50915.47 ± 1.94E-01	50836.03 ± 6.27E-02	50761.07 ± 1.03E-02	50681.75 ± 1.25E-02	50648.13 ± 9.58E-02
5	44318.16 ± 6.90E-01	43933.13 ± 4.09E-02	43875.3 ± 2.26E-02	44820.6 ± 2.17E-02	43882.83 ± 5.59E-02
6	40282.39 ± 6.81E-01	40142.9 ± 2.09E-03	40089.67 ± 2.99E-03	40107.03 ± 7.69E-03	40083.43 ± 1.02E-03
7	38630.6 ± 1.43E-02	38381.83 ± 1.14E-03	37877.73 ± 1.19 E-03	37143.86 ± 1.14E-03	37114.07 ± 1.38E-04
8	35277.22 ± 1.35E-02	34625 ± 2.51E-04	34513.73 ± 1.97E-04	34529.8 ± 2.96E-04	34497.03 ± 1.76E-04
9	33769.14 ± 7.19 E-02	32984.13 ± 2.47E-04	32916.53 ± 2.15E-04	32967.47 ± 2.85E-04	32905.37 ± 2.66E-05

2. 聚类性能

人脑功能划分算法本质上是聚类算法，DBI被用来度量不同划分算法的聚类性能。在所选被试的左海马的fMRI数据上分别运行k-means、HC、GMM、SC、SSC、AJSO、IAJSO、SAJSO和ISAJSO各30次，并在每次运行后记录下不同划分数上与最优解对应的DBI值。针对每个运行的划分算法，计算出对应于每个划分数的DBI平均值，绘制出如图6-4所示的结果。从图中可以看到：①随着划分数K的增大，DBI平均值在不断减小；②SSC的DBI平均值在每个划分数上均是最大的，表明其聚类结果在DBI上是最差的；③HC和GMM在划分数2上的DBI平均值最低，GMM在划分数2～6上得到了相对较低的DBI平均值，这可能是由数据的空间分布和其聚类机制引起的；④整体来看，基于AJSO的划分算法，尤其是ISAJSO，具有较低的DBI平均值。

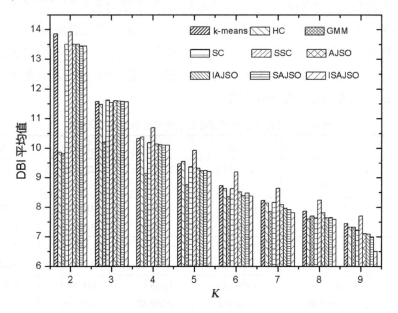

图6-4　9种算法在不同划分数上的DBI平均值

3. 功能划分结构

划分亚区的空间连续性是人脑功能划分的结构性要求。为了展示不同算法的划分结果，选取划分数为3和5时的划分图。针对每一个划分数上不同的划分算法，选择和SSE平均值最接近的划分结果。图6-5分别展示了k-means、HC、GMM、SC、SSC、AJSO、IAJSO、SAJSO和ISAJSO在划分数为3和5时的划分图。从图6-5（a）可以看到：①由k-means、GMM和SSC得到的空间划分图在空间上是不连续的，来自HC的划分亚区边界是不光滑的；②与上述4种划分算法的划分图相比，SC的划分亚区的边界较短，相应的空间结构是最清晰的；③AJSO的划分图结构与SC的划分图结构相似，但是其划分边界更短、更光滑；④IAJSO和SAJSO中亚区的边界较AJSO更光滑，相应的划分图结构更规整；⑤ISAJSO的划分图中亚区边界最短，划分结构最为规整。图6-5（b）中的结果显示了相似的结论，而且基于AJSO的划分结构的优势更为明显。因此，由ISAJSO得到的划分亚区边界较短、较为光滑，相应的划分结构较为规整，而且在划分数较大时ISAJSO划分结构的光滑规整性尤为明显。

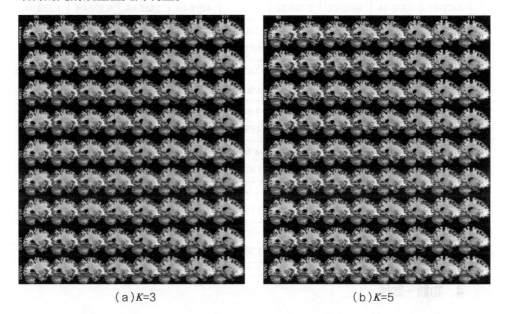

（a）K=3   （b）K=5

图6-5　划分数为3和5时的划分图（图上数字为MRICron中切片的编号）

为了度量划分亚区边界的光滑性，在左海马的fMRI数据上，运行每个划分算法30次，同时记录下每次运行时的SM值。针对每个划分算法，计算出各个划分数上SM的平均值和标准差，统计结果如表6-3所示。从表6-3可以看出，由SSC得到的SM平均值是最低的，这是因为SSC直接对体素的功能系数聚类且对噪声更加敏感。k-means的SM平均值次之，相应的标准差也较大，这是由k-means对初始化敏感和搜索能力不强所引起的。HC的SM平均值优于SSC和k-means的，而劣于GMM的（除了在划分数2和3上）。另外，HC是确定性聚类算法，因此相应的标准差基本为0。在k-means、HC、GMM、SC和SSC中，SC的SM平均值是最高的（除了在划分数5和6上），这可能是由聚类数据的空间分布所造成的。AJSO的SM平均值高于表6-3中前5个划分算法的SM平均值，这表明了群智能算法

AJSO在聚类方面有一定的稳健性。由IAJSO和SAJSO得到的SM平均值优于AJSO，ISAJSO的SM平均值在各个划分数上均是最高的。这表明了改进型AJSO可以得到亚区边界更光滑的划分结果。

表6-3　9种算法在不同划分数上的SM平均值和标准差

K	k-means	HC	GMM	SC	SSC	AJSO	IAJSO	SAJSO	ISAJSO
2	$-0.2265 \pm$ 1.49E-01	$0.0294 \pm$ 3.47E-18	$0.0713 \pm$ 3.36E-01	$0.4044 \pm$ 5.55E-03	$-1.0515 \pm$ 4.44E-16	$0.4044 \pm$ 2.78E-05	$0.4044 \pm$ 2.78E-05	$0.4044 \pm$ 1.90E-05	$0.4044 \pm$ 1.03E-05
3	$-1.0782 \pm$ 4.07E-01	$-0.5441 \pm$ 3.33E-16	$-0.8 \pm$ 4.98E-01	$-0.3823 \pm$ 2.78E-02	$-1.4632 \pm$ 0	$-0.3677 \pm$ 4.01E-04	$-0.3456 \pm$ 5.65E-04	$-0.3382 \pm$ 8.97E-04	$-0.3162 \pm$ 6.33E-04
4	$-1.7304 \pm$ 3.75E-01	$-1.5368 \pm$ 0	$-1.2390 \pm$ 4.65E-01	$-1.2059 \pm$ 2.22E-02	$-2.6029 \pm$ 4.44E-16	$-1.1880 \pm$ 6.48E-03	$-1.1843 \pm$ 7.81E-03	$-1.1672 \pm$ 8.39E-03	$-1.1176 \pm$ 1.04E-03
5	$-2.2453 \pm$ 3.58E-01	$-1.9559 \pm$ 8.88E-16	$-1.7871 \pm$ 4.67E-01	$-2.0294 \pm$ 1.34E-02	$-3.6176 \pm$ 2.66E-15	$-1.7234 \pm$ 2.70E-03	$-1.6186 \pm$ 2.79E-03	$-1.6978 \pm$ 2.58E-03	$-1.4559 \pm$ 2.49E-03
6	$-2.6939 \pm$ 4.19E-01	$-2.5441 \pm$ 1.33E-15	$-2.3070 \pm$ 4.06E-01	$-2.4387 \pm$ 1.32E-02	$-4.6446 \pm$ 4.55E-02	$-2.1025 \pm$ 3.05E-03	$-1.8794 \pm$ 3.29E-03	$-2.0973 \pm$ 3.35E-03	$-1.9941 \pm$ 2.93E-03
7	$-3.1299 \pm$ 4.22E-01	$-2.8529 \pm$ 4.44E-16	$-2.5801 \pm$ 4.53E-01	$-2.3235 \pm$ 1.33E-02	$-4.7039 \pm$ 1.97E-02	$-2.1985 \pm$ 2.13E-03	$-2.1397 \pm$ 2.93E-03	$-2.007 \pm$ 2.65E-03	$-1.9779 \pm$ 2.82E-03
8	$-3.5225 \pm$ 3.87E-01	$-3.3088 \pm$ 2.22E-15	$-2.9746 \pm$ 4.75E-01	$-2.8088 \pm$ 2.22E-02	$-5.3608 \pm$ 1.10E-01	$-2.6581 \pm$ 2.69E-03	$-2.6027 \pm$ 3.68E-03	$-2.5515 \pm$ 3.06E-03	$-2.4926 \pm$ 3.54E-03
9	$-3.6811 \pm$ 3.35E-01	$-3.5515 \pm$ 8.88E-16	$-3.3015 \pm$ 3.68E-01	$-3.0922 \pm$ 1.28E-02	$-5.5240 \pm$ 1.78E-02	$-3.0515 \pm$ 4.21E-03	$-3.0074 \pm$ 3.76E-03	$-2.9632 \pm$ 3.86E-03	$-2.9338 \pm$ 2.70E-03

4. 功能一致性

获得具有更强功能一致性的划分结果是研究人脑功能划分方法的核心目标。在左海马的fMRI数据上分别运行上述9种算法各30次，并记录下每次运行时的SI值。针对每种算法，统计出各个划分数上SI的平均值与标准差，计算结果如表6-4所示。由表6-4可以看出，GMM划分结果的SI平均值介于SSC的和k-means的之间，由HC得到的平均值高于k-means的（除了在划分数2上）。SC的SI平均值优于SSC、GMM、k-means、HC的，这表明了搜索空间压缩有利于得到功能一致性更高的划分结果。AJSO的SI平均值优于表6-4中前5种算法，这和表6-3中的结果一致。IAJSO和SAJSO的划分结果的SI平均值相当，且均优于AJSO划分结果的SI平均值。这些表明了AJSO及其改进算法在人脑功能划分上是有效的。ISAJSO的划分结果在每个划分数上都达到了最高的SI平均值，这表明了ISAJSO是一种有效的人脑功能划分方法。

表6-4　9种算法在不同划分数上的SI平均值和标准差

K	k-means	HC	GMM	SC	SSC	AJSO	IAJSO	SAJSO	ISAJSO
2	0.7989± 3.32E-02	0.7574± 1.11E-16	0.7038± 1.31E-01	0.9094± 0	0.6011± 0	0.9094± 5.55E-16	0.9094± 5.55E-16	0.91± 1.28E-03	0.9112± 5.15E-04
3	0.8245± 7.79E-02	0.8811± 5.55E-16	0.81± 7.10E-02	0.9012± 4.44E-04	0.7375± 4.20E-16	0.9014± 8.47E-04	0.9021± 1.03E-04	0.9025± 1.74E-04	0.9026± 1.09E-04
4	0.8466± 4.09E-02	0.8819± 3.33E-16	0.8306± 4.92E-02	0.9106± 5.73E-03	0.7712± 3.14E-16	0.9117± 5.30E-04	0.9125± 6.40E-04	0.9126± 5.06E-04	0.9146± 6.62E-04
5	0.8659± 2.77E-02	0.8887± 1.11E-16	0.8545± 3.22E-02	0.8927± 4.34E-03	0.6786± 2.22E-16	0.8964± 1.03E-02	0.8989± 1.34E-04	0.8975± 1.76E-04	0.9058± 1.04E-04
6	0.8728± 2.59E-02	0.8836± 3.33E-16	0.8674± 3.12E-02	0.8953± 7.88E-03	0.6572± 4.50E-03	0.9021± 1.37E-03	0.9064± 4.54E-03	0.9062± 1.59E-03	0.9095± 1.25E-03
7	0.8733± 2.58E-02	0.8950± 6.66E-16	0.8731± 3.04E-02	0.9111± 1.01E-03	0.7365± 2.20E-03	0.9125± 1.20E-03	0.9136± 1.56E-03	0.8986± 8.95E-03	0.9124± 1.39E-03
8	0.8771± 2.25E-02	0.8937± 5.55E-16	0.8881± 1.38E-02	0.9071± 3.32E-03	0.7291± 1.22E-02	0.9123± 1.50E-03	0.9137± 1.37E-03	0.8914± 1.33E-03	0.9215± 1.41E-03
9	0.8895± 1.53E-02	0.8974± 5.55E-16	0.8912± 1.51E-02	0.9094± 4.62E-03	0.7394± 1.76E-03	0.9132± 1.74E-03	0.9139± 4.27E-03	0.9137± 5.47E-03	0.9161± 1.45E-03

5. 功能连接指纹

为了验证ISAJSO划分结果的有效性，可绘制划分结果的所有亚区和其他一些脑区的功能连接指纹。研究表明，海马与背外侧额上回（SFGdor）、前扣带回（ACC）、后扣带回（PCC）、楔前叶（PCUN）、丘脑（THA）和额中回（MFG）有较强的功能连接。因此，绘制出划分结果中的每个亚区与这些脑区的功能连接指纹。绘制功能连接指纹的具体过程如下：①分别统计每个划分亚区和被选择脑区的平均fMRI时间序列；②采用皮尔逊相关系数计算每个划分亚区与上述所选脑区间的功能连接，并通过对其进行费希尔Z变换得到Z分数；③绘制出功能连接指纹图。基于3.3.2小节计算划分图时选择的实验结果，绘制出的功能连接指纹如图6-6所示。在图6-6（a）中，绿线表示的亚区和所选脑区有相对较强的正功能连接，黑线表示的亚区与SFGdor、PCC和MFG之间为负的功能连接，红线表示的亚区与所选脑区的功能连接强度均为正，且介于上述两个亚区的功能连接强度之间。在图6-6（b）中，红线表示的亚区和THA有最强的正功能连接，深蓝线表示的亚区与所选脑区均有较强的正功能连接，蔚蓝线表示的亚区与ACC、PCC和PCUN的功能连接强度几乎为0，黑线表示的亚区与所选脑区的功能连接强度介于深蓝线所示的亚区和蔚蓝线所示的亚区之间。在划分数 $K=3$ 和 $K=5$ 时，每个划分数上的亚区间具有不同的功能连接特征，这表明了由新划分方法ISAJSO所得划分结果的合理性，进而验证了该划分方法的有效性。

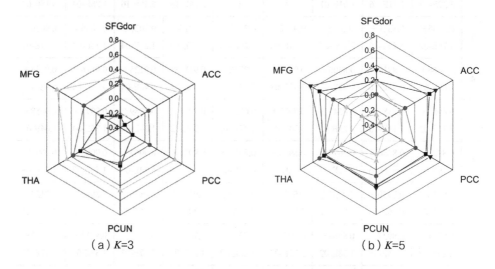

（a）$K=3$　　　　　　　　　　（b）$K=5$

图6-6　划分数为3和5时亚区的功能连接指纹图

6.4 本章小结

人脑功能划分是脑功能研究中的重要内容。本章提出了一种基于人工水母搜索优化的人脑功能划分方法。该方法首先将根据fMRI数据计算的功能相关矩阵映射到低维空间；然后利用改进的AJSO算法搜索功能簇中心，其中采用了融入迭代停滞的时间控制机制和适应度引导的步长确定策略。在真实fMRI数据的实验结果表明：与一些经典的人脑功能划分方法相比，新提出的ISAJSO不仅具有较强的搜索能力，还可以得到具有更好空间结构和较高功能一致性的划分结果。

该方法在方法学上将AJSO拓展到人脑功能划分应用领域，丰富了人脑功能划分方法的研究；在结果上揭示了海马的功能划分结构，为洞察其功能特性和抑郁症、癫痫等脑疾病病理奠定了基础。更进一步地，这里提出的方法也可用于其他脑区的功能划分研究。针对ISAJSO运行时间长的特点，下一步的工作是利用并行和分布式技术提高ISAJSO的运行效率，为进行全脑功能划分和实际应用奠定基础。

基于滑动窗口和人工蜂群算法的动态人脑功能划分方法

第 7 章

现有的动态人脑功能划分算法存在动态捕捉技术不成熟、搜索能力较弱、划分结果的功能一致性和空间结构较差的问题，不能满足人们理解人脑功能动态性的需要。许多研究已经表明，人工蜂群算法具有优于经典聚类算法的搜索和聚类性能。因此，本章提出一种基于滑动窗口和人工蜂群算法的动态人脑功能划分方法（SWABC）。该方法由滑动窗口长度确定、功能状态识别和功能划分3个阶段组成。第一阶段利用功能连接相似性最小性准则（FCSMC）确定滑动窗口的长度；第二阶段通过使用改进型ABC对由窗口化时间序列计算得到的功能连接矩阵聚类识别人脑功能状态，改进型ABC中的雇佣蜂和侦察蜂分别采用混合搜索策略和动态半径约束的随机搜索策略以提高ABC的搜索能力；在第三阶段，连接属于同一功能状态的时间序列，计算相应状态下体素间的功能连接，通过对此功能连接执行改进型ABC得到不同状态的功能划分。

7.1 基础内容

作为基础内容，本节首先概述性地描述动态人脑功能划分，然后介绍滑动窗口技术。

7.1.1 动态人脑功能划分

动态人脑功能划分是利用动态捕捉技术和聚类算法得到人脑不同状态下功能划分的过程。具体来讲，功能状态首先由某种动态捕捉技术和聚类算法识别。一般地，功能状态是指在某种功能度量下为全脑或局部脑区所拥有的功能模式，可以通过功能连接来表示。然后，按时间顺序连接属于相同功能状态的时间序列，通过运行聚类算法将体素指派到某个簇/亚区中，从而完成每个状态下的功能划分。到目前为止，动态人脑功能划分中的功能状态识别和功能划分基本上都是由同一个聚类算法完成的，比如k-means和谱聚类。人脑的功能状态可以揭示其工作过程，而划分结果能够反映相应功能状态下功能亚区的分布。因此，与静态人脑功能划分相比，动态人脑功能划分可以更为深刻地洞察人脑的工作机制和脑疾病的发病机理。由于人脑功能具有分离性和区域性的特点，所以具有较强功能一致性和区域连续性的功能划分结果是较好的。从实验的角度看，人脑功能的动态性可以由功能状态和相应功能划分的变化来反映。

7.1.2 滑动窗口

滑动窗口是最常用和最直接的系统动态性捕捉技术之一。一般地，滑动窗口通过按时间维滑动将某系统发出的时间序列分割为多个小段（帧），然后基于此做进一步的动态性分析。就人脑而言，许多研究已经表明它是一个动态的信息处理系统。另外，fMRI数据是通过对神经细胞周围毛细血管中血氧浓度变化引起的磁共振信号变化的采样而得到的，因此fMRI数据本质上是离散的时间序列，进而可以使用滑动窗口对人脑功能的动态性进行分析。图7-1示意性地说明了滑动窗口在fMRI时间序列上的滑动过程，在此过程中可以得到fMRI时间序列的窗口化片段。可以看到，滑动窗口长度和滑动步长必须在功能状态识别之前确定。其中，滑动窗口的长度对其动态性捕捉能力有本质性的影响。多数研究表明，当滑动窗口的滑动步长取一个TR（长度为1）时，滑动窗口表现出较强的状态变化识别能力。

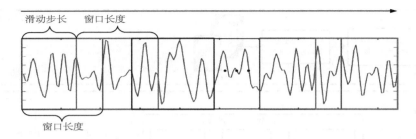

图7-1 滑动窗口在fMRI时间序列上的滑动示意图（上方的箭头表示滑动方向）

7.2 SWABC 描述

7.2.1 基本思想

滑动窗口分析法是动态人脑功能划分中一种既重要又常见的方法。在这种方法中，滑动窗口被用于捕捉人脑功能的动态性，因此滑动窗口的参数配置将对其捕捉能力产生重要影响。与此同时，功能状态识别和相应的功能划分是通过聚类算法实现的。因此，滑动窗口的参数配置和聚类算法是研究基于滑动窗口的高效动态人脑功能划分方法中的两个关键因素。由于功能连接可以反映体素或脑区功能的时空特性，所以滑动窗口的长度可以通过功能连接的相似性来确定。另外，虽然ABC具有优于经典聚类算法的性能，但是它搜索簇中心的能力有待进一步提高。鉴于此，本章提出一种基于滑动窗口和人工蜂群算法的动态人脑功能划分方法——SWABC。

SWABC的流程如图7-2所示，可以看到SWABC由滑动窗口长度确定、功能状态识别和功能划分3个阶段组成。在第一阶段，一个脑区和同侧其他脑区的fMRI时间序列由相应的掩膜提取；然后，利用功能连接相似性最小性准则（FCSMC）确定滑动窗口的长度；最后，基于窗口化的时间序列计算功能连接矩阵，并对每个功能连接矩阵实施向量化操作，按滑动顺序将这些向量连接成大规模矩阵。在第二阶段，使用改进的ABC搜索簇中心并输出每个窗口的簇标，其中的雇佣蜂和观察蜂分别采用混合搜索和动态半径约束的随机搜索策略；最后通过计算被划分脑区与多个同侧脑区的属于相同状态的功能连接来表示其功能状态。在第三阶段，连接属于同一个状态的时间序列，然后计算体素间的功能连接；接着利用改进的ABC搜索簇中心来完成每一状态下的功能划分。

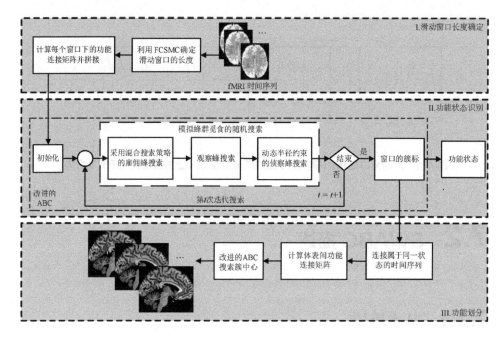

图7-2 SWABC的流程

7.2.2 功能连接相似性最小性准则

在基于滑动窗口的动态人脑功能划分中，滑动窗口被用于捕捉人脑功能的动态性，因此滑动窗口的长度短一些较好。另外，由于神经活动信号的低频性和fMRI数据的低信噪比，较长的滑动窗口长度在估计体素或脑区的功能连接时具有更强的稳健性。到目前为止，一些研究表明窗口化的时间序列的时间跨度（窗口长度）在30～60 s时滑动窗口捕捉人脑功能动态性的能力较强。虽然该时间范围对滑动窗口长度的确定具有一定的指导作用，但是在实际应用中滑动窗口的长度必须具体到某个数。由于功能连接可以反映神经单元活动的时空相关性和统计依赖性，所以功能连接的巨大变化意味着人脑功能状态的切换。

遵循这一思路，提出FCSMC来确定滑动窗口的长度。它的核心思想：功能连接的相似性可以反映人脑功能状态的变化。随着fMRI时间序列长度的增加，由长度为 L 的时间序列计算得到的功能连接模式和由长度为 $L+1$ 的时间序列计算得到的功能连接模式之间的相似性是不断变化的。对应于最小相似性的时间序列的长度被确定为滑动窗口的长度。因此，FCSMC可被形式化定义为：

$$\text{len} = \arg\min_{L}\{\text{sim}(\text{fc}(\boldsymbol{X}_L), \text{fc}(\boldsymbol{X}_{L+1}))\} \tag{7-1}$$

其中，X_L表示长度为L的时间序列矩阵，L在 $\{$ 30/TR,(30+TR)/TR,$\cdots$,60/TR-1$\}$ 中取值。TR表示扫描一个全脑所需要的时间。X_L和X_{L+1}是通过复制X最左端的时间序列得到的。fc($\cdot$)是一个计算体素间功能连接的函数，用于生成一个表示功能连接模式的功能连接矩阵；在本章中，fc($\cdot$)被定义为皮尔逊相关系数。sim($\cdot,\cdot$)度量了功能连接模式的相似性。这里，使用eta^{2}来计算这种相似性，其定义如下：

$$\text{eta}^2 = 1 - \frac{\sum_{i=1}^{n}[(a_i - m_i)^2 + (b_i - m_i)^2]}{\sum_{i=1}^{n}[(a_i - \bar{M})^2 + (b_i - \bar{M})^2]} \tag{7-2}$$

其中，a_i和b_i表示两个矩阵中第i个位置上的两个元素，m_i是这两个元素的平均值，$\bar{M}$表示两个矩阵中所有元素的平均值或所有m_i的平均值。eta^{2}的值越大，两个功能连接模式越相似。

算法7-1显示了FCSMC的伪代码，可以看到：①第2行从X的左端复制出X_L和X_{L+1}，在第3行计算其相似性；②第5行根据FCSMC确定滑动窗口的长度。功能连接模式反映了人脑功能的时空特性，因此利用这种相似性确定滑动窗口的长度是合理的。FCSMC具有计算简单的特点，并且没有引入新的参数。

算法7-1：FCSMC

输入：X（预处理后的时间序列矩阵），TR（扫描一个全脑的时间花费）；
输出：len（最优的滑动窗口长度）；
1   **for** L=30/TR; L<=60/TR-1; L++ **do**
2   从X的最左端复制长度分别为L和$L+1$的时间序列矩阵X_L和X_{L+1}；
3   根据式（7-2）计算对应于X_L和X_{L+1}的功能连接的相似性；
4   **endfor**
5   通过检查最小相似确定滑动窗口的长度len；
6   **return** len

7.2.3   基于混合策略的雇佣蜂搜索

在ABC的雇佣蜂搜索中，一个邻居食物源（解）被随机地选择，然后通过式（4-2）搜索一个新的食物源。然而，式（4-2）中邻居食物源的选择具有较强的随机性，进一步导致了雇佣蜂搜索带有较高的盲目性。因此，式（4-2）在整个搜索过程中的搜索能力不强。而当前最优解（食物源）携带一定的解空间信息，这些信息对迭代搜索来说是很有价值的。基于这些考虑，提出了一种基于混合策略的雇佣蜂搜索策略，该策略融合了当前最优食物源中的信息。具体来说，雇佣蜂根据预定义的概率阈值采用不同的搜索方式：当rand(0,1)大于0.5时，雇佣蜂根据式（4-2）搜索新的食物源（解）；否则，直接使用当前最优食物源的第j维填充新食物源的第j维。基于混合策略的雇佣蜂搜索的形式化表示如下：

$$v_{ij} = \begin{cases} x_{ij} + \phi_{ij}(x_{rj} - x_{ij}), & \text{rand}(0,1) > 0.5 \\ x_{bj}, & \text{其他} \end{cases} \qquad (7\text{-}3)$$

其中，x_{rj}和x_{bj}分别表示邻居食物源x_r和当前最优食物源x_b的第j维。可以清晰地看到：根据rand(0,1)的大小，v_{ij}的值有两种生成方式。更进一步讲，这种混合搜索策略既利用了原始搜索即式（4-2），也使用了当前最优食物源（解）中的信息指导搜索。因此，新的雇佣蜂搜索具有强于式（4-2）的搜索能力。

7.2.4 动态半径约束的侦察蜂搜索

在侦察蜂搜索中，当一个食物源枯竭（其开采次数大于开采阈值）时，依附于该食物源的雇佣蜂变成一只侦察蜂，并根据式（4-1）随机搜索一个新的食物源（解）。从式（4-1）可以看到，新解的每一维以纯随机的方式生成，因此新搜索的食物源（解）可能落在被放弃食物源的附近。然而，雇佣蜂搜索和观察蜂搜索都属于局部搜索，它们在被放弃食物源的附近已进行过多次搜索。因此，这种纯随机搜索是不利于侦察蜂进行全局搜索的。为了提高侦察蜂搜索的全局性，在考虑种群分布的基础上应对侦察蜂搜索的食物源施加相对于被放弃食物源的距离约束。

基于这一思路，设计了一个动态半径约束的侦察蜂搜索策略。该搜索策略的核心思想是考虑种群分布和搜索阶段特点的动态半径约束可以提高侦察蜂的全局搜索能力。具体来说，一旦一个食物源的开采次数limit大于开采阈值thr，计算该食物源到种群中其他所有食物源的平均距离；然后通过利用反映不同搜索阶段特点的权重参数加权得到动态半径；最后，依附于该被放弃食物源的雇佣蜂变成一只侦察蜂，并搜索一个满足动态半径约束的新食物源（解），也就是说，新食物源和被放弃食物源间的距离必须大于动态半径。图7-3示意性地说明了二维搜索空间下动态半径约束的侦察蜂搜索，其中实心圆表示被放弃的食物源，实心三角形表示仍然具有开发潜力的食物源，实心正方形表示由侦察蜂搜到的新食物源。可以清楚地看到，新食物源在以被放弃食物源为圆心、动态半径为半径的圆之外。很容易想象到：在这种约束下，侦察蜂必须飞行一定的距离才可以搜索新的食物源。很明显，如何计算这样的约束半径是非常关键的。从群体协作和搜索过程的角度考虑，约束半径应当反映种群分布和不同搜索阶段的特点。因此，动态半径的计算可以被形式化地定义为：

$$R = R_{\text{avg}} \cdot (w_{\max} - \frac{t}{N_{\text{C}}}(w_{\max} - w_{\min})) \qquad (7\text{-}4)$$

$$R_{\text{avg}} = \frac{1}{N-1}\sum_{\substack{j=1 \\ j \neq i}}^{N} \| \boldsymbol{x}_j - \boldsymbol{x}_i \| \qquad (7\text{-}5)$$

其中，t 为当前迭代次数，$w_{\max}$ 和 $w_{\min}$ 为两个权重系数。从式（7-4）和式（7-5）可以看出，半径 R 可根据种群分布和当前迭代次数做动态调整。动态半径约束可定义为：

$$\| \boldsymbol{x}_i - \boldsymbol{x}_i' \| \geqslant R \qquad (7\text{-}6)$$

其中，$\boldsymbol{x}_i'$ 表示由侦察蜂根据式（4-1）搜索的新食物源。在这种约束下，只有满足式（7-6）的 $\boldsymbol{x}_i'$ 才会被用来替代 $\boldsymbol{x}_i$。在搜索前期，种群中的个体相对分散，t 也较小，此时较大的 R 鼓励侦察蜂在整个搜索空间上进行更为均匀的全局搜索。在搜索后期，种群中的个体相对集中，t 较大，这使得 R 较小，因此侦察蜂较容易在被放弃的食物源不远的地方搜索新食物源。在这个意义上，这种动态半径约束的侦察蜂搜索考虑到了搜索过程的收敛性。相对于雇佣蜂搜索和观察蜂搜索的"勘探性"，由侦察蜂在动态半径约束下搜得的食物源更倾向于落在未搜索的子空间。因此，新的侦察蜂搜索具有强于原始侦察蜂搜索的全局搜索能力。从整个搜索过程看，动态半径约束的侦察蜂搜索也是雇佣蜂搜索和观察蜂搜索的良好补充，因此，3 种搜索相互协作可以搜得更好的食物源（解）。

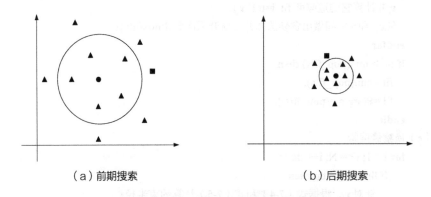

（a）前期搜索 　　　　　　　　　　　（b）后期搜索

图7-3　动态半径约束的侦察蜂搜索示意图

改进型 ABC 的伪代码如算法 7-2 所示。可以看到，该算法由初始化和随机搜索过程组成。在初始化时，首先通过谱映射将功能连接矩阵 $\boldsymbol{D}$ 映射到 K 维空间中；然后初始化参数和种群。在随机搜索过程中，雇佣蜂搜索、观察蜂搜索和侦察蜂搜索按顺序迭代地执行，其中基于混合策略的雇佣蜂搜索和动态半径约束的侦察蜂搜索被用来搜索新食物源。最后，输出最优适应度（fit*）和相应的簇标（g）。

算法7-2：改进型ABC

输入：D（数据集）；K（簇的数目）；

输出：fit*（最优适应度）；g（簇标）；

1 （A）初始化

2   利用谱映射将数据集D映射到K维空间中，记为Y；

    N：种群规模；

    thr：开采阈值；

    w_{max}和w_{min}：权重系数；

    N_C：最大迭代次数；

    P：种群。

3 （B）随机搜索过程

4   **repeat**

5   （a）雇佣蜂搜索

6   **for** i=1; i <= N; i++ **do**

7   针对第i个食物源x_i，根据式（7-3）搜索一个新的食物源v_i；计算新食物源的适应度 fit_i=f(Y, v_i)；

8   选择x_i和v_i中较好的并更新开采次数 **limits**[i]；

9   **endfor**

10   （b）观察蜂搜索

11   **for** i = 1; i <= N; i++ **do**

12   根据选择概率从种群中选择一个食物源x_{idx}，根据式（4-2）搜索一个新的食物源v_i并计算它的适应度 fit_i=f(Y, v_i)；

13   在x_{idx}和v_i之间做出贪婪选择并更新开采次数 **limits**[idx]；

14   **endfor**

15   **if** fit* > min(**pop_fits**) **then**

16   fit*=min(**pop_fits**)；

        fd*=P[argmin(**pop_fits**)]；

17   **endif**

18   （c）侦察蜂搜索

19   **for** i = 1; i <= N; i++ **do**

20   **if limits**[i] > thr **then**

21   针对x_i，根据式（7-4）和式（7-5）计算约束半径；

          repeat

            根据式（4-1）搜索新的食物源x_i'；

          until 式（7-6）被满足；

22	$\mathbf{P}[i] = \boldsymbol{x}'_i$;
23	pops_fits[i] = f($\mathbf{Y}$, $\boldsymbol{x}'_i$); limits[i]=0;
24	**endif**
25	**endfor**
26	**until** 迭代次数达到 N_C;
27	根据SSE计算相应于 fd^* 的簇标 $\boldsymbol{g}$;
28	**return** fit^*, $\boldsymbol{g}$

7.2.5 SWABC 的具体流程与分析

SWABC主要由滑动窗口长度确定、功能状态识别和功能划分3个阶段组成。在第一阶段，利用FCSMC确定滑动窗口的长度；在第二阶段，通过执行改进型ABC识别功能状态；在第三阶段，由改进型ABC对所有功能状态做出相应的功能划分。算法7-3展示了SWABC的伪代码。具体地讲，在滑动窗口长度确定阶段，将预处理后的fMRI时间序列输入算法7-1，滑动窗口的长度由FCSMC确定（第2行）。针对每个窗口化的时间序列计算功能连接矩阵，并将其连接形成一个大规模矩阵 $\boldsymbol{D}$（第3行）。在功能状态识别阶段，改进型ABC在输入数据 $\boldsymbol{D}$ 的基础上识别功能状态（第5行）。在功能划分阶段，连接属于同一状态的窗口化时间序列并利用皮尔逊相关系数计算相应的功能连接矩阵（第7行）；然后，使用改进型ABC完成每一状态下的功能划分。迭代搜索完成之后，计算划分结果的光滑度指标SM和功能一致性指标SI，并与划分结果 $\boldsymbol{G}$ 和最优适应度 fit^* 一起返回（第9～11行）。

算法7-3：SWABC

输入： $\boldsymbol{X}$（数据集）；TR（扫描一个全脑所花费的时间）；
输出： $\boldsymbol{G}$（对应于每个状态的划分结果）；fit^*（功能状态和功能划分的最优适应度）；
SI（功能划分的SI值）；

1　（A）滑动窗口长度确定阶段
2　　利用算法7-1确定滑动窗口的长度；
3　　利用皮尔逊相关系数计算对应于窗口化时间序列的功能连接矩阵并连接，记为 $\boldsymbol{D}$；
4　（B）功能状态识别阶段
5　　利用算法7-2识别功能状态（$\boldsymbol{S}=\{\boldsymbol{S}_1, \boldsymbol{S}_2, \cdots, \boldsymbol{S}_{K1}\}$），然后计算每个状态下被划分脑区与若干个同侧其他脑区的功能连接；
6　（C）功能划分阶段
7　　连接同一状态的时间序列，并计算每个状态下体素间的功能连接矩阵（$\boldsymbol{Z}=\{\boldsymbol{Z}_1, \boldsymbol{Z}_2, \cdots, \boldsymbol{Z}_{K1}\}$）；
8　　使用算法7-2完成每个状态下的功能划分（$\boldsymbol{G}=\{g_1, g_2, \cdots, g_{K1}\}$）；

9　　SM=SMs(**Z,G**);
10　SI=SIs(**Z,G**);
11　**return** *G*, fit*, SM, SI

7.3　实验结果与分析

为了较为全面地评价SWABC的性能，在两个真实fMRI数据集上做实验，并与SW-kmeans（利用滑动窗口捕捉人脑功能的动态性，k-means用于功能状态识别和功能划分）和SWSC（通过滑动窗口捕捉滑人脑功能的动态性，运用SC完成功能状态识别和功能划分）在多个指标上进行对比。在本章的实验中，所有的算法都用MATLAB实现。算法参数设置如下：N=50，N_C=20000，thr=$K \cdot K \cdot N$，w_{max}=0.8，w_{min}=0.2。为了方便对比，SW-kmeans和SWSC也利用FCSMC确定滑动窗口的长度。根据以前大部分研究工作，将滑动窗口的滑动步长设置为1TR。

7.3.1　fMRI 数据与预处理

从互联网上下载两个真实的fMRI数据集，本小节所使用的两个数据集分别包含57个被试和28个被试。为了方便描述，这两个数据集分别称为DataH和DataZ。在DataZ中，选择由长TR扫描得到的fMRI数据用于本章的实验。其扫描参数如表7-1所示，其中FunI和StruI分别表示结构像和功能像，Seq表示扫描时所采用的成像序列，TR为扫描一个全脑所需的时间，no_s表示一个采集的全脑所包含的切片数，FOV和no_v分别表示一个切片上的扫描面积和采样的全脑数。DataH和DataZ的预处理过程与第3章相同，此处不赘述。

表 7-1　DataH 和 DataZ 的扫描参数

图像类别	DataH					DataZ				
	Seq	TR/ms	no_s	FOV	no_v	Seq	TR/ms	no_s	FOV	no_v
FunI	EPI	2000	33	200×200	200	EPI	2000	33	200×200	240
StruI	MPRAGE	2530	144	256×256	1	MPRAGE	2530	128	256×256	1

后扣带回（PCC）是大脑中的一个多功能区域，也是默认网络中一个重要的节点。研究表明PCC参与了视觉空间定位、身体导航、自我反省和自传记忆等诸多功能实现，但是目前对于PCC功能的动态性却鲜有研究。因此，将新方法SWABC

用于PCC，以更为深刻地揭示其工作机制。为了抽取来自被试左PCC中的时间序列，根据自动解剖标记图谱和相应被试的灰质掩膜制作左PCC的掩膜。从DataH和DataZ中分别随机地选择一个被试，并提取相应被试的左PCC的fMRI时间序列来进行下面的实验。

7.3.2 评价指标

由于功能状态识别算法和功能划分算法都是聚类方法，所以功能状态数和功能划分数的确定实际上是簇数的确定。因此聚类的有效性指标可用于这两个数的确定。考虑到簇内距离和簇间距离，利用戴维森堡丁指数（Davies-Bouldin index，DBI）来确定功能状态数和功能划分数。DBI的定义如下：

$$\text{DBI}_K = \frac{1}{K}\sum_{i=1}^{K} R_i \tag{7-7}$$

$$R_i = \max_{j, j \neq i} \frac{S_i + S_j}{d_{ij}} \tag{7-8}$$

$$d_{ij} = \left\| z_i - z_j \right\| \tag{7-9}$$

$$S_i = \frac{1}{|C_i|}(\sum_{x \in C_i} \left\| x - z_i \right\|) \tag{7-10}$$

其中，x和C_i分别表示数据点和第i个簇，z_i是C_i的簇中心，d_{ij}表示第i个簇和第j个簇间的距离。可以看到，DBI是簇内距离和簇间距离比值的平均值。因此，DBI越小，聚类结果越好。

7.3.3 滑动窗口长度的确定

为了捕捉PCC功能的动态性，滑动窗口的长度必须首先被确定。在来自DataH和DataZ的两个被试的fMRI数据上，根据FCSMC进行了滑动窗口长度确定的实验，图7-4显示了功能连接的相似性随滑动窗口长度增加而变化的情况。可以看到，随着滑动窗口长度的增加，功能连接相似性的变化是非常明显的。从图7-4（a）可以看到：当滑动窗口的长度为18时，功能连接的相似度是最低的。这意味着新的功能状态将在第19个TR出现，因此在选自DataH的被试数据上的滑动窗口的长度应该取18。类似地，从图7-4（b）可以发现在来自DataZ的被试数据上滑动窗口的长度应确定为20。不同被试数据上滑动窗口长度不同的原因可能是被试间的差异。

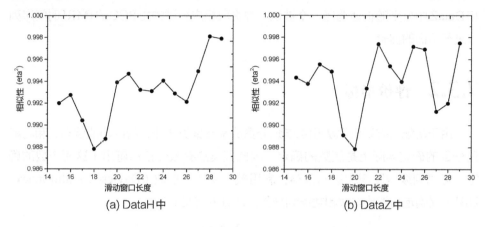

(a) DataH 中   (b) DataZ 中

图7-4   DataH和DataZ中两个被试上不同滑动窗口长度下功能连接的相似性

7.3.4   功能状态数的确定

在确定了滑动窗口长度之后，利用改进型ABC进行功能状态识别。因为功能状态的识别本质上是一个聚类过程，所以可以使用DBI来确定功能状态数。在来自DataH和DataZ的两个被试数据上，改进型ABC在状态数从2到15上分别运行20次；然后计算在每个功能状态数上DBI的平均值。图7-5展示了在这两个被试数据上不同功能状态数下的DBI平均值。

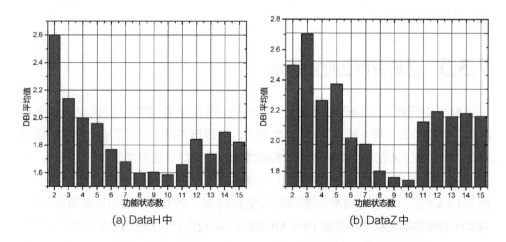

(a) DataH中   (b) DataZ中

图7-5   DataH和DataZ中两个被试上不同划分状态数下的DBI平均值

从图7-5（a）可以看到，随着功能状态数的增加，DBI的平均值由大变小，再变大。当功能状态数取10时，DBI的平均值（1.5865）是最小的。因此，来自DataH的被选被试的PCC有10个功能状态。同样地，图7-5（b）表明在选自DataZ的被选被试数据上的DBI平均值也呈现出了相同的变化趋势。因此，PCC的功能状态数取10是合理的。

7.3.5 各评价指标上的比较

1. 搜索能力的比较

为了方便与SW-kmeans进行比较，在SWABC-0（基本ABC用于功能状态识别和功能划分）、SWABC-1（仅雇佣蜂采用混合搜索策略）和SWABC中使用簇内误差平方和（SSE）度量食物源（解）的优劣。SWSC、SWABC-0、SWABC-1和SWABC在这两个随机挑选的被试数据上分别运行20次，并记录下每次运行时的最小SSE值；然后计算每种算法的SSE平均值。表7-2～表7-4列出了上述4种算法分别在功能状态识别和功能划分上的SSE平均值，并对其采用了$\mu \pm \sigma$（均值±标准差）的表示形式（以下所有表格均采用这种表示形式）。由于SW-kmeans是在由未施加谱映射的功能连接矩阵所张成的空间中搜索的，所以它未被包含在这3个表中。从表7-2可以看到：SWABC的搜索结果在来自DataH和DataZ的这两个被试上均有最小的SSE值。详细地说，来自SWSC的SSE值（31.91和35.14）是最大的，而且相应的标准差也是最高的。出现这种现象的原因：k-means是单路径搜索算法，容易陷入局部最优。和SWSC相比，由SWABC-0得到的结果具有更小的SSE值和更低的标准差。

表7-2　4种算法在PCC功能状态识别上的SSE平均值

Dtata	SWSC	SWABC-0	SWABC-1	SWABC
Sub_DataH	$31.91 \pm 3.65E\text{-}02$	$31.12 \pm 3.58E\text{-}03$	$30.97 \pm 3.02E\text{-}03$	$\mathbf{30.78 \pm 3.96E\text{-}03}$
Sub_DataZ	$35.14 \pm 7.29E\text{-}04$	$34.58 \pm 1.14E\text{-}06$	$34.13 \pm 3.05E\text{-}06$	$\mathbf{34.02 \pm 2.64E\text{-}06}$

表7-3　4种算法在DataH中被选被试上PCC功能划分的SSE平均值

功能状态	SWSC	SWABC-0	SWABC-1	SWABC
state1	$2.86 \pm 9.11E\text{-}02$	$2.64 \pm 4.19E\text{-}02$	$2.38 \pm 3.05E\text{-}02$	$\mathbf{2.31 \pm 2.97E\text{-}02}$
state2	$2.89 \pm 1.36E\text{-}12$	$2.57 \pm 7.62E\text{-}16$	$\mathbf{2.25 \pm 1.03E\text{-}15}$	$\mathbf{2.25 \pm 7.83E\text{-}16}$
state3	$10.27 \pm 1.82E\text{-}12$	$9.98 \pm 2.55E\text{-}15$	$9.73 \pm 2.41E\text{-}15$	$\mathbf{9.65 \pm 6.76E\text{-}16}$
state4	$9.32 \pm 7.06E\text{-}02$	$9.01 \pm 2.19E\text{-}02$	$8.72 \pm 1.59E\text{-}02$	$\mathbf{8.61 \pm 1.56E\text{-}02}$
state5	$3.74 \pm 4.56E\text{-}14$	$3.51 \pm 4.05E\text{-}16$	$3.19 \pm 5.23E\text{-}16$	$\mathbf{3.02 \pm 8.15E\text{-}16}$

功能状态	SWSC	SWABC-0	SWABC-1	SWABC
state6	4.28±9.11E-14	3.97±5.54E-16	3.74±5.54E-16	**3.58±2.88E-16**
state7	1.98±1.14E-01	1.63±6.11E-02	1.28±8.40E-02	**1.14±8.2E-02**
state8	11.30±2.85E-11	11.02±3.86E-15	10.83±3.99E-15	**10.75±2.97E-15**
state9	1.74±4.87E-13	1.31±3.88E-16	**1.12±4.62E-16**	**1.12±3.53E-16**
state10	1.61±4.56E-03	1.28±2.07E-03	1.01±2.84E-03	**0.94±2.76E-03**

表7-4　4种算法在DataZ中被选被试上PCC功能划分的SSE平均值

功能状态	SWSC	SWABC-0	SWABC-1	SWABC
state1	3.18±1.37E-12	2.96±1.24E-15	2.81±1.25E-15	**2.72±8.64E-16**
state2	3.78±4.56E-14	3.51±5.19E-16	3.37±6.03E-16	**3.23±3.95E-16**
state3	10.92±1.82E-11	10.74±3.1E-15	10.57±2.64E-15	**10.29±4.29E-15**
state4	3.88±8.63E-10	3.44±4.78E-16	3.19±5.85E-16	**3.06±5.49E-16**
state5	2.50±1.37E-14	2.28±1.05E-15	2.03±7.76E-16	**1.95±1.02E-15**
state6	3.33±9.11E-12	3.12±4.2E-16	2.94±3.81E-16	**2.81±4.44E-16**
state7	10.52±1.82E-12	10.31±3.8E-15	10.05±3.62E-15	**9.93±3.43E-15**
state8	10.87±3.43E-11	10.43±3.1E-15	10.19±3.85E-15	**10.03±3.93E-15**
state9	10.69±1.22E-12	10.47±3.6E-15	**10.31±2.85E-15**	**10.31±2.85E-15**
state10	15.03±3.21E-11	14.75±1.35E-15	14.52±2.04E-15	**14.28±3.91E-15**

来自SWABC-1的结果有低于SWABC-0的SSE平均值的，这表明了基于混合策略的雇佣蜂搜索具有更强的搜索能力。由于侦察蜂采用了动态半径约束的随机搜索策略，所以SWABC在这两个选择的被试上均取得了最小的SSE平均值（30.78和34.02）。

表7-3和表7-4分别列出了上述4种算法在来自DataH和DataZ的两个被试数据上每个功能状态下的SSE平均值。容易看到，这些算法呈现出了和表7-2相同的趋势：SWSC的结果中有最大的SSE平均值，而来自SWABC的SSE平均值是最小的。SWABC-0和SWABC-1的SSE值位于中间。总的来说，这3个表表明了基于混合策略的雇佣蜂搜索和动态半径约束的侦察蜂搜索策略在提高ABC搜索性能方面是有效的。

2. PCC功能状态

为了展示PCC功能状态的差异，根据以前的相关研究，选择了10个同侧脑区；然后计算每个功能状态下PCC与它们的功能连接。具体过程如下：首先，选择同侧的10个脑区并提取这些脑区的时间序列；然后抽取出同一状态的时间序列并对PCC和选择的10个脑区分别做平均化处理；最后，利用皮尔逊相关系数计算PCC

和这10个脑区在不同状态下的功能连接，并通过费希尔Z变换将其转换为Z分数。针对SWABC，图7-6显示了PCC和这10个脑区在这两个被试上和不同状态下的功能连接。可以观察到，这些状态下PCC的功能连接是不同的。例如，在图7-6（a）中，state1、state4、state7、state8、state9和state10与一些脑区有较强的正功能连接，而图7-6（b）中的state1、state3、state5、state7、state9和state10也再现了相似的情形。因此，两个被试的10个PCC功能状态是不同的，这表明了FCSMC和改进型ABC在功能识别方面的有效性。

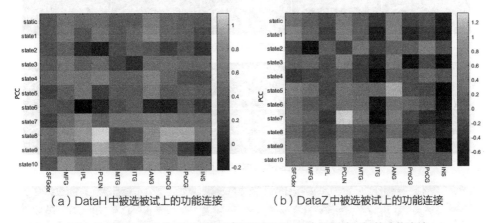

（a）DataH中被选被试上的功能连接　　　　（b）DataZ中被选被试上的功能连接

图7-6　SWABC的不同功能状态下PCC和10个同侧脑区间的功能连接

3. PCC功能划分

人脑功能具有区域性的特点，因此进一步通过功能划分图检查划分结果的空间特性。和功能状态数的确定相似，每个状态下的功能划分数也由DBI确定。针对SW-kmeans、SWSC、SWABC-0、SWABC-1和SWABC，首先选择在两个被试的数据上和10个功能状态下与相应的SSE平均值最接近的功能划分结果；然后绘制相应的功能划分图，相应的结果分别如图7-7和图7-8所示。从图7-7可以看到，来自SWABC的功能划分具有最好的空间连续性和较短的边界。具体来说，由SW-kmeans得到的划分结果是不连续的，比如state2、state6、state8和state9。与之相比，由SWSC得到的划分结果是空间连续性的，并且具有较短的边界。由SWABC-0得到的功能划分图稍好于SWSC，尤其是在对应于state3、state4和state8的划分图上。就对应于state1和state6的划分图而言，由SWABC-1得到的结果具有更短的划分边界。由SWABC得到的功能划分图与SWABC-1的相似。就其中的某一个算法来说，不同状态间的功能划分也是不同的，其不同之处主要表现在两个方面：①在不同功能状态的功能划分中功能亚区的边界是不同的；②不同功能状态的划分数也是不同的，如2个功能亚区和3个功能亚区。图7-8显示了上述5个算法在来自DataZ的被试数据上相应的功能划分图，这些划分图表现出与图7-7相似的情形。与state10相对应的划分结果有4个功能亚区，这与图7-7的情况是不同的，可能的原因是被试间脑结构的差异。总之，这些功能划分图暗示了功能状态识别的合理性和PCC功能的动态性。

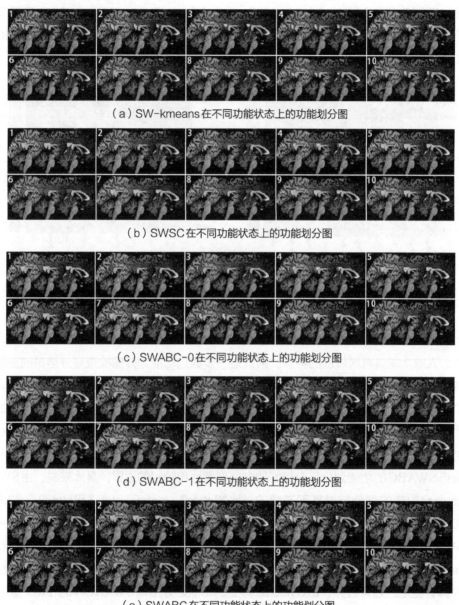

（a）SW-kmeans在不同功能状态上的功能划分图

（b）SWSC在不同功能状态上的功能划分图

（c）SWABC-0在不同功能状态上的功能划分图

（d）SWABC-1在不同功能状态上的功能划分图

（e）SWABC在不同功能状态上的功能划分图

图7-7　5种算法在DataH中被选被试上不同功能状态下的功能划分图（每个子图中左上角的数字表示状态编号，每个子图中的颜色表示一个功能亚区）

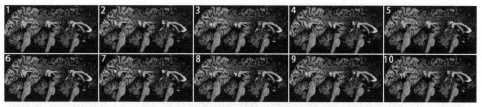

（a）SW-kmeans在不同功能状态上的功能划分图

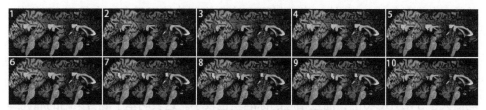

（b）SWSC在不同功能状态上的功能划分图

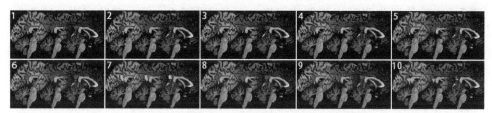

（c）SWABC-0在不同功能状态上的功能划分图

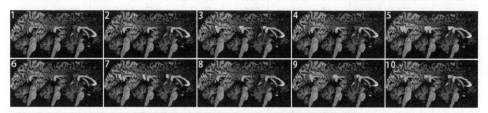

（d）SWABC-1在不同功能状态上的功能划分图

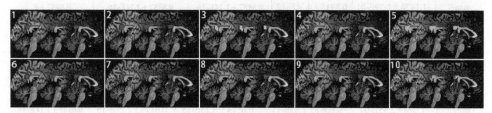

（e）SWABC在不同功能状态上的功能划分图

图7-8　5种算法在DataZ中被选被试上不同功能状态下的功能划分图（每个子图中左上角的数字表示状态编号，每个子图中的颜色表示一个功能亚区）

为了定量地评价划分边界的光滑性，将SW-kmeans、SWSC、SWABC-0、SWABC-1和SWABC在选自DataH和DataZ的两个被试数据上分别运行20次。针对每种算法，计算每次运行后对应于所有功能状态的划分结果的SM值，然后在每个功能状态的划分结果上计算SM的平均值。表7-5和表7-6列出了5种算法在每个状态上的SM平均值。在表7-5中，SW-kmeans在每个状态上的SM平均值都是最小的，这表明了由SW-kmeans得到的功能划分边界是最长的，其光滑性也是最差的。与SW-kmeans相比，来自SWSC的功能划分结果具有较大的SM平均值，因此相应的功能亚区具有更强的边界光滑性。这与图7-7中的内容是一致的。除了state7之外，SWABC-0的划分结果具有大于SWSC的SM平均值。在state1、state3、state4、state5、state6和state8上，由SWABC-1得到的划分结果的SM平均值大于SWABC-0的，而且相应的标准差也较小。这表明基于混合策略的雇佣蜂搜索是有效的。来自SWABC的划分结果的SM平均值大于或等于SWABC-1的。表7-6中的结果也表现出相似的情形，而且和图7-8一致。总的来说，表7-5、表7-6和图7-7、图7-8表明了SWABC可以生成具有更优空间结构的功能划分。

表7-5　5种算法在DataH中被选被试上PCC功能划分的SM平均值

功能状态	SW-kmeans	SWSC	SWABC-0	SWABC-1	SWABC
state1	$-1.0183 \pm 1.25E\text{-}01$	$0.8293 \pm 4.56E\text{-}02$	$0.8499 \pm 3.29E\text{-}02$	$0.8554 \pm 2.39E\text{-}02$	**$0.8557 \pm 2.33E\text{-}02$**
state2	$-1.1044 \pm 4.09E\text{-}01$	$0.8514 \pm 6.24E\text{-}09$	**$0.8609 \pm 4.56E\text{-}16$**	**$0.8609 \pm 4.56E\text{-}16$**	$0.8609 \pm 4.56E\text{-}16$
state3	$-2.4878 \pm 2.88E\text{-}01$	$-1.05 \pm 3.47E\text{-}11$	$-0.9661 \pm 1.14E\text{-}16$	$-0.9652 \pm 4.56E\text{-}16$	**$-0.9478 \pm 1.14E\text{-}16$**
state4	$-2.4313 \pm 2.91E\text{-}01$	$-1.02 \pm 3.45E\text{-}13$	$-0.9217 \pm 6.89E\text{-}16$	$-0.92 \pm 2.28E\text{-}16$	**$-0.8957 \pm 2.28E\text{-}16$**
state5	$-0.9548 \pm 2.09E\text{-}01$	$0.5893 \pm 5.73E\text{-}11$	$0.6174 \pm 2.28E\text{-}16$	$0.6192 \pm 2.28E\text{-}16$	**$0.8609 \pm 4.56E\text{-}16$**
state6	$-1.1948 \pm 2.89E\text{-}01$	$0.6989 \pm 4.56E\text{-}14$	$0.7041 \pm 3.42E\text{-}16$	$0.7043 \pm 3.42E\text{-}16$	**$0.7565 \pm 2.28E\text{-}16$**
state7	$-1.2217 \pm 2.65E\text{-}01$	**$0.8957 \pm 2.29E\text{-}16$**	**$0.8957 \pm 1.14E\text{-}16$**	**$0.8957 \pm 1.14E\text{-}16$**	0.8957 ± 0
state8	$-2.3730 \pm 2.19E\text{-}01$	$-1.1217 \pm 2.28E\text{-}13$	$-1 \pm 3.27E\text{-}15$	-0.9563 ± 0	**-0.9473 ± 0**
state9	$-1.1470 \pm 1.59E\text{-}01$	$0.8915 \pm 4.36E\text{-}12$	**$0.8957 \pm 1.14E\text{-}16$**	**$0.8957 \pm 1.14E\text{-}16$**	0.8957 ± 0
state10	$-1.0287 \pm 1.45E\text{-}01$	$0.8609 \pm 4.56E\text{-}13$	**$0.8957 \pm 1.14E\text{-}16$**	**$0.8957 \pm 1.14E\text{-}16$**	0.8957 ± 0

表7-6　5种算法在DataZ中被选被试上PCC功能划分的SM平均值

功能状态	SW-kmeans	SWSC	SWABC-0	SWABC-1	SWABC
state1	$-1.090 \pm 2.35E\text{-}01$	$0.6087 \pm 1.83E\text{-}11$	$0.6174 \pm 8.25E\text{-}15$	$0.6174 \pm 2.28E\text{-}16$	**$0.6348 \pm 1.14E\text{-}16$**
state2	$-1.0340 \pm 2.16E\text{-}01$	$0.6174 \pm 3.22E\text{-}15$	$0.6174 \pm 2.28E\text{-}16$	$0.6174 \pm 2.28E\text{-}16$	**$0.7043 \pm 2.13E\text{-}16$**
state3	$-2.2487 \pm 2.88E\text{-}01$	$-0.9804 \pm 1.74E\text{-}14$	**$-0.9652 \pm 1.14E\text{-}16$**	**$-0.9652 \pm 1.14E16$**	$-0.9652 \pm 1.14E16$
state4	$-1.1330 \pm 1.44E\text{-}01$	$0.6097 \pm 5.67E\text{-}13$	$0.6174 \pm 9.21E\text{-}15$	$0.6185 \pm 2.28E\text{-}16$	**$0.7043 \pm 3.42E\text{-}16$**

续表

功能状态	SW-kmeans	SWSC	SWABC-0	SWABC-1	SWABC
state5	$-1.0948 \pm 2.78\text{E-}01$	$0.8609 \pm 7.23\text{E-}14$	$\mathbf{0.8957 \pm 0}$	$\mathbf{0.8957 \pm 0}$	$\mathbf{0.8957 \pm 0}$
state6	$-1.1017 \pm 2.34\text{E-}01$	$-0.6174 \pm 6.47\text{E-}13$	$-0.6174 \pm 7.43\text{E-}16$	$-0.7565 \pm 2.28\text{E-}16$	$\mathbf{-0.7560 \pm 2.28E16}$
state7	$-2.1965 \pm 5.55\text{E-}02$	$1.01 \pm 1.89\text{E-}14$	$0.9826 \pm 1.14\text{E-}16$	$0.9812 \pm 1.16\text{E-}16$	$\mathbf{0.9652 \pm 1.14\text{E-}16}$
state8	$-2.2565 \pm 1.84\text{E-}01$	$-0.9762 \pm 2.03\text{E-}13$	$-0.9491 \pm 5.27\text{E-}16$	$\mathbf{-0.9478 \pm 2.28E16}$	$\mathbf{-0.9478 \pm 2.28E16}$
state9	$-2.3078 \pm 2.22\text{E-}01$	$-0.9901 \pm 5.31\text{E-}12$	$-0.9652 \pm 1.14\text{E-}16$	$-0.9652 \pm 1.14\text{E-}16$	$\mathbf{-0.9304 \pm 1.14E16}$
state10	$-3.3391 \pm 1.96\text{E-}01$	$-2.6321 \pm 8.97\text{E-}13$	$-2.3391 \pm 4.56\text{E}16$	$-2.3391 \pm 4.56\text{E-}16$	$\mathbf{-2.2183 \pm 2.01E16}$

4. 功能一致性

人脑功能划分的目标是得到若干个具有较强功能一致性的功能亚区，这也是人脑功能划分图谱的内在要求。在人脑功能划分中，SI是最常用的功能一致性度量。因此，将SW-kmeans、SWSC、SWABC-0、SWABC-1和SWABC在选择的两个被试数据上分别运行20次，在每一次运行结束时分别计算这5种算法在每个功能状态下划分结果的功能一致性值SI；然后对其按功能状态做平均化处理。表7-7和表7-8列出了这5种算法在不同被试和不同状态下的SI平均值。从表7-7可以看到，SWABC在来自DataH的被选被试的每个状态上均达到了最高的SI平均值。详细来说，由SW-kmeans得到的划分结果具有最低的SI平均值，而且相应的标准差也是最大的。这既表明了这样的划分结果在功能一致性上是最差的，也暗示了SW-kmeans是不稳定的。

表7-7 5种算法在DataH中被选被试上PCC功能划分的SI平均值

功能状态	SW-kmeans	SWSC	SWABC-0	SWABC-1	SWABC
state1	$0.4384 \pm 3.93\text{E-}02$	$0.8406 \pm 2.04\text{E-}02$	$0.8414 \pm 1.33\text{E-}02$	$0.8415 \pm 1.24\text{E-}02$	$\mathbf{0.8417 \pm 4.19\text{E-}04}$
state2	$0.3326 \pm 4.49\text{E-}02$	$0.8244 \pm 1.14\text{E-}12$	$0.8325 \pm 4.31\text{E-}15$	$0.8397 \pm 3.42\text{E-}16$	$\mathbf{0.8398 \pm 2.97\text{E-}16}$
state3	$0.4679 \pm 4.22\text{E-}02$	$0.6337 \pm 2.26\text{E-}14$	$0.6476 \pm 2.61\text{E-}16$	$0.6476 \pm 6.92\text{E-}17$	$\mathbf{0.6780 \pm 2.67\text{E-}17}$
state4	$0.4387 \pm 3.31\text{E-}02$	$0.6285 \pm 4.38\text{E-}02$	$0.6613 \pm 2.20\text{E-}03$	$0.6806 \pm 3.02\text{E-}04$	$\mathbf{0.6827 \pm 2.28\text{E-}04}$
state5	$0.3859 \pm 2.59\text{E-}02$	$0.8127 \pm 3.29\text{E-}11$	$\mathbf{0.8351 \pm 2.28\text{E-}16}$	$\mathbf{0.8351 \pm 2.28\text{E-}16}$	$\mathbf{0.8351 \pm 2.28\text{E-}16}$
state6	$0.4145 \pm 7.56\text{E-}02$	$0.7198 \pm 2.95\text{E-}14$	$0.7299 \pm 1.14\text{E-}16$	$\mathbf{0.7697 \pm 2.28\text{E-}16}$	$\mathbf{0.7697 \pm 2.28\text{E-}16}$
state7	$0.3455 \pm 7.06\text{E-}02$	$0.8121 \pm 1.17\text{E-}02$	$0.8331 \pm 3.42\text{E-}03$	$\mathbf{0.8756 \pm 7.26\text{E-}04}$	$\mathbf{0.8756 \pm 7.08\text{E-}04}$
state8	$0.4685 \pm 3.84\text{E-}02$	$0.6129 \pm 4.61\text{E-}13$	$0.6142 \pm 3.17\text{E-}16$	$0.6258 \pm 2.28\text{E-}16$	$\mathbf{0.6298 \pm 3.01\text{E-}16}$
state9	$0.4449 \pm 3.57\text{E-}02$	$0.8957 \pm 1.76\text{E-}12$	$0.9027 \pm 2.16\text{E-}16$	$\mathbf{0.9059 \pm 1.14\text{E-}16}$	$\mathbf{0.9059 \pm 1.14\text{E-}16}$
state10	$0.4247 \pm 3.42\text{E-}02$	$0.8587 \pm 3.42\text{E-}03$	$0.8699 \pm 8.65\text{E-}04$	$\mathbf{0.8944 \pm 1.6\text{E-}04}$	$\mathbf{0.8944 \pm 1.6\text{E-}04}$

表7-8 5种算法在DataZ中被选被试上PCC功能划分的SI平均值

功能状态	SW-kmeans	SWSC	SWABC-0	SWABC-1	SWABC
state1	0.3380±4.30E-02	0.7670±3.47E-12	0.7676±2.28E-16	0.7681±2.28E-16	**0.7954±0**
state2	0.3991±4.99E-02	0.7397±5.32E-11	0.7403±2.32E-16	0.7421±2.28E-16	**0.7952±1.14E-16**
state3	0.4271±1.67E-02	0.5782±4.58E-14	0.5972±2.15E-16	0.5972±1.14E-16	**0.5974±1.14E-16**
state4	0.3874±1.02E-02	0.7147±1.27E-11	0.7194±2.63E-16	0.7133±2.28E-16	**0.7521±2.03E-16**
state5	0.3681±4.61E-02	0.8706±1.92E-15	**0.9210±2.95E-16**	0.9210±1.14E-16	0.9210±1.14E-16
state6	0.3737±3.94E-02	0.7302±5.27E-12	0.7302±2.28E-16	0.7342±2.28E-16	**0.7958±1.14E-16**
state7	0.4472±1.45E-02	0.6067±2.57E-14	0.6097±2.28E-16	0.6097±2.28E-16	**0.6111±0**
state8	0.4730±3.28E-02	0.6251±4.36E-13	**0.6274±2.28E-16**	**0.6274±2.28E-16**	**0.6274±2.28E-16**
state9	0.4460±4.29E-02	0.6052±3.12E-15	0.6064±0	0.6067±0	**0.6118±0**
state10	0.5261±2.88E-02	0.6285±2.19E-14	**0.6374±2.10E-16**	**0.6473±2.05E-16**	**0.6473±1.86E-16**

来自SWSC的划分结果具有更高的SI平均值，而且相应的标准差也较小。因此，SWSC具有更优的划分性能和稳定性。与之相比，由SWABC-0得到的划分结果的SI平均值稍高于SWSC的，尤其是在state4、state5和state7上，相应的标准差也明显较小。由SWABC-1得到的划分结果的SI平均值在大部功能状态上都高于SWABC-0的，这表明了相应的划分结果具有更高的功能一致性，也表明了基于混合策略的雇佣蜂搜索可以提高SWABC-1的功能划分性能。SWABC在state1、state2、state3、state4和state8上的划分结果具有高于SWABC-0的SI平均值。表7-8中展示的结果也表现出了相似的情形。总的来讲，表7-7和表7-8均说明了SWABC可以产生具有最高功能一致性的划分结构。

7.3.6 动态功能划分结果的验证

为了验证动态PCC功能划分结果的合理性，进一步绘制出对应于每个功能状态的功能划分中所有功能亚区的连接指纹。功能连接的计算过程与PCC功能状态的相同。图7-9和图7-10分别显示了图7-7和图7-8中所示SWABC的划分结果的连接指纹。在图7-9中，对应于state3、state4和state8的功能划分的连接指纹如图7-9（c）、图7-9（d）和图7-9（h）所示。图7-9（c）和图7-9（d）中的功能亚区有明显的负连接，图7-9（h）表明每个功能亚区与SFGdor有弱连接。在对应于state7和state10的功能划分中，其中一个亚区有全部的正功能连接，另一个亚区有负功能连接。在对应于其他功能状态的功能划分的连接指纹中，功能连接的强度是不同的。

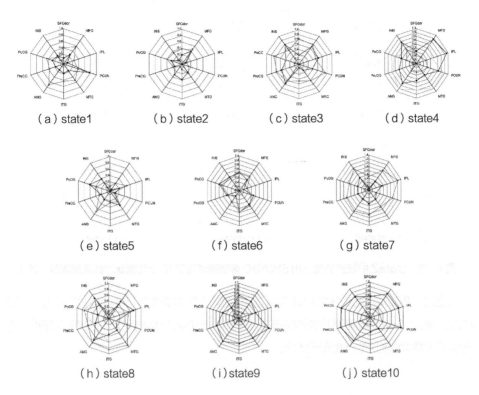

图7-9　DataH中被选被试上由SWABC得到的对应于10个功能状态的连接指纹

在图7-10中，每个功能状态的功能连接指纹也是彼此不同的。例如，图7-10（e）中的一个PCC功能亚区与SFGdor有强的正功能连接，而另一个PCC功能亚区与之显示出明显的负功能连接。图7-10（j）中功能连接指纹的差异主要表现在3个方面：①对应于蓝色折线的功能亚区与SFGdor、MFG、MTG、ITG和ANG有较强的功能连接；②对应于黑色折线的功能亚区与IPL、PreCG和INS有较强的功能连接；③对应于绿色折线的功能亚区与PoCG和PCUN有最强的功能连接，红色折线对应的功能亚区与10个脑区的功能连接强度介于上述3个脑区之间。

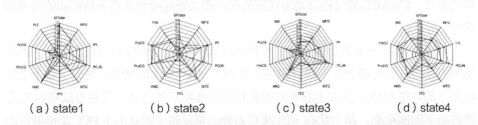

图7-10　DataZ中被选被试上由SWABC得到的对应于10个功能状态的连接指纹

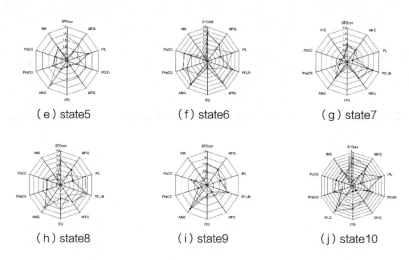

（e）state5　　　　　　　（f）state6　　　　　　　（g）state7

（h）state8　　　　　　　（i）state9　　　　　　　（j）state10

图7-10　DataZ中被选被试上由SWABC得到的对应于10个功能状态的连接指纹（续）

　　总之，PCC功能划分中功能亚区的连接指纹的差异表明了这些亚区具有不同的功能，因此，这些功能连接指纹不但表明了对应于每个功能状态划分的合理性，也反映了人脑功能的整合性和动态性。

7.4　讨论

　　本章使用了滑动窗口和改进型ABC两个技术策略。滑动窗口有滑动窗口长度和滑动步长两个参数，它们对窗口捕捉脑功能动态性的能力有重要影响。从空间功能连接的角度，采用FCSMC策略确定滑动窗口的长度，推动了滑动窗口在动态脑功能分析中的应用。根据文献[167]，我们将滑动窗口的滑动步长设定为1TR，但是也可以采用数据驱动的策略确定滑动窗口的滑动步长。改进型ABC在脑功能状态识别与PCC特定状态下的功能划分上表现出更好的性能。更进一步地，从实用的角度，SWABC通过检查功能亚区的形态和功能连接异常用于脑疾病的研究和治疗。

　　虽然PCC是一个多功能区域，也是默认网络中的一个核心节点，但是，PCC功能的动态性鲜有研究。本研究识别出了PCC的10个功能状态，得到了每个功能状态下的功能划分。这些功能状态随着时间的推移不断出现，可被看成是PCC在静息态下的准稳态。某个状态下的PCC划分结果反映了该状态下PCC功能亚区的分布。因此，PCC功能状态的识别和相应状态的功能划分揭示了其功能的动态本性，让我们更深刻地认识到了PCC的功能组织性。进一步地，PCC（或全脑）的动态性可能是功能多样性和快速响应躯体内外的刺激所需要的。然而，研究动态脑功能划分的文献[167]显示其研究识别出丘脑的9个功能状态。功能状态的数量可能和以下3个因素有关：①识别功能状态的方法；②决定功能状态数的度量；③被识别脑区本身的功能和结构特性。不同功能状态下的划分结果具有不同的划分数和功能亚区边界，这反映了PCC功能的动态性。由于研究PCC动态功能划分的工作较少，本研究中的实验结果仅是对PCC功能动态性的初步探索，需要做进一步的研究。

7.5　本章小结

　　针对动态人脑功能划分，本章提出了一种基于滑动窗口和人工蜂群算法的动态人脑功能划分方法（SWABC）。该方法采用了FCSMC、基于混合策略的雇佣蜂搜索和动态半径约束的侦察蜂搜索3个新策略。SWABC首先利用FCSMC确定滑动窗口的长度，增强了滑动窗口捕捉人脑功能动态性的合理性。然后利用改进型ABC进行功能状态识别和功能划分：针对雇佣蜂搜索，设计出了融合当前最优解的混合搜索策略，提高了雇佣蜂搜索方式的多样性，进而改善了其搜索能力；设计出了动态半径约束的侦察蜂搜索策略，该策略约束了新解的生成方式，提高了侦察蜂的全局搜索能力。在两个真实fMRI数据集上的实验表明：SWABC不仅具有较强的全局搜索能力，而且可以得到合理的功能状态和具有较强功能一致性和区域连续性的功能划分结构。最后对研究结果进行了讨论。

　　在未来的研究工作中，希望针对滑动窗口步长确定的问题研究一种数据驱动的策略，使其更合理地用于个体化划分；在新算法中融入并行技术以提高其效率。

结　论

面向fMRI数据的人脑功能划分是一条研究人脑功能的重要途径。然而，目前的人脑功能划分方法大多是已有经典聚类方法的直接应用，不能较好地处理fMRI数据的高维性和低信噪比。而群智能算法具有较强的全局搜索能力和一定的稳健性，并且在聚类划分上表现出优于经典聚类算法的性能。鉴于此，本书以人脑功能划分方法为主线，结合群智能算法，围绕面向fMRI数据的人脑功能划分进展、静态人脑功能划分方法和动态人脑功能划分方法3个方面进行了一些新的探索。

本书的主要工作及创新之处总结如下。

①对面向fMRI数据的人脑功能划分进行综述，全面系统地梳理了面向fMRI数据的人脑功能划分研究进展。

到目前为止，已经出现了一些面向fMRI数据的人脑功能划分的研究工作，但是还没有从计算机的角度对这些工作进行综述的研究。本书首先简要介绍了fMRI的基本原理、fMRI数据采集和面向fMRI数据的人脑功能划分及其一般流程；然后重点从计算机理或模型的角度对现有的面向fMRI数据的人脑功能划分方法进行了系统的论述，给出了一种静态人脑功能划分方法的分类体系，并较为详细地阐述了其中一些主要的人脑功能划分算法及其特点；评述了人脑功能划分中常用的相似性度量和评价指标，并指出了面向fMRI数据的人脑功能划分中存在的不足。这些内容为本书提出新的人脑功能划分方法奠定了基础。

②针对fMRI数据信噪比低和EM算法易陷入局部最优的问题，提出了一种基于免疫克隆选择（ICS）算法搜索GMM的脑岛功能划分方法。

搜索GMM的EM算法属于梯度下降算法，大量的实验表明了该算法容易陷入局部最优，尤其是在维数较高的情况下。另外，间接反映神经活动的fMRI数据具有较高的噪声。针对这两个问题，在实验研究的指导下提出了一种基于ICS搜索GMM的脑岛功能划分方法。该方法利用具有较强全局搜索能力的ICS搜索GMM，其中的克隆变异采取混合的变异策略；同时在搜索过程中融入动态邻域信息以降低噪声带来的不利影响。在真实脑岛fMRI数据上的实验表明：提出的方法不仅能够搜得更优的GMM，而且可以得到具有更强功能一致性和区域连续性的划分结构。

③针对fMRI数据的高维性和低信噪比，提出了一种基于人工蜂群算法的人脑功能划分方法。

fMRI的成像原理和被试的特点决定了fMRI数据具有高维和低信噪比的特征，这些特征给基于簇中心搜索的人脑功能划分方法带来了挑战。而研究已经表明人工蜂群（ABC）算法具有较强的全局搜索能力和一定的稳健性，并且在聚类方面也表现出良好的性能。本书在分析 fMRI 数据特点和借鉴 ABC 研究成果的基础上，提出了一种基于人工蜂群算法的人脑功能划分方法。该方法首先通过谱映射将预处理后的 fMRI 数据映射到低维空间以降低 fMRI 数据的维数；然后在 ABC 中融入自适应交叉搜索策略，增强了个体解之间的信息交流，同时为观察蜂设计了分步式搜索策略，增加了其搜索的宽度。与多个经典的人脑功能划分方法在模拟和真实 fMRI 数据集上的实验结果验证了提出的方法不仅表现出较强的搜索和聚类性能，而且得到的划分结果也具有较强的功能一致性和区域连续性。

④针对现在大多数人脑功能划分方法搜索能力较弱和划分结果质量不高的问题，提出了一种基于改进型粒子群的人脑功能划分方法。

反映脑功能的 fMRI 数据本质上是时间序列，这决定了数据本身的高维性。而目前大多数脑功能划分方法基于经典的聚类算法，面对 fMRI 数据时存在搜索能力较弱和划分结果质量不高的问题。为了缓解该问题，提出了基于改进型粒子群的人脑功能划分方法（DPPSO）。该方法首先基于预处理后的 fMRI 数据计算出体素间的功能相关矩阵，并通过谱映射将其映射到一个低维空间；然后，将粒子位置编码为由多个簇中心组成的聚类解，利用改进型 PSO 搜索更优的粒子位置。在改进型 PSO 中，采用动态非线性惯性权重，以平衡局部搜索和全局搜索；同时将基于粒子群拓扑的选择策略用于粒子速度更新公式中粒子个体的选择，以提高粒子群的多样性；最后，利用最小距离原则得到低维空间每个数据点的簇标，通过将其映射到相应的体素上得到划分结果。实验结果表明，DPPSO 不仅有较强的搜索能力，而且也可以得到具有更强区域连续性和更高功能一致性的划分结构。

⑤针对基于 fMRI 的人脑功能划分，提出一种基于人工水母搜索优化的人脑功能划分方法。

该方法首先基于预处理的 fMRI 数据计算功能相关矩阵，并将其映射到低维空间。然后，将食物编码为由多个功能簇中心构成的聚类解，利用改进型人工水母搜索优化算法搜索更优的食物，其采用融入迭代停滞的时间控制机制调控人工水母执行主动运动或被动运动，以提高全局搜索能力；针对主动运动设计适应度引导的步长确定策略，增强人工水母搜索的科学性和针对性。最后根据最小距离原则得到相关矩阵中每行数据的簇标，并将其映射到相应的体素上。在真实 fMRI 数据上的实验表明：与其他一些划分方法相比，新方法不仅拥有较高的搜索能力，而且可得到具有更好空间结构和更强功能一致性的划分结果。这项研究将人工水母搜索优化算法应用于人脑功能划分，提供了一种更有效的人脑功能划分方法。

⑥针对动态人脑功能划分方法中滑动窗口的参数配置和聚类算法的低效问题，

提出了一种基于滑动窗口和人工蜂群算法的动态人脑功能划分方法。

　　许多研究已经表明人脑是一个动态的信息处理系统，无论是在静息态下还是在任务态下都表现出明显的过程动态性。然而，迄今为止，动态人脑功能划分方面的研究还比较少。本书在分析动态人脑功能研究成果和上述研究工作的基础上，提出了一种基于滑动窗口和人工蜂群算法的人脑功能划分方法。该方法整体上分为3个阶段：第一阶段利用提出的功能连接相似性最小性准则确定滑动窗口的宽度，以增强滑动窗口捕捉动态性的合理性；第二阶段使用改进型ABC识别功能状态，其中，雇佣蜂和观察蜂分别采用了混合搜索和动态半径约束的随机搜索策略，增强了ABC的搜索能力；第三阶段利用该改进型ABC完成每个状态下的功能划分。在两个真实fMRI数据集上的实验既证实了所提新方法具有较强的功能划分性能，又揭示了后扣带回的功能动态性。

参考文献

[1] Shepherd G M. The Synaptic Organization of the Brain [M]. 5th edition. Oxford: Oxford University Press, 2003.

[2] 梁夏, 王金辉, 贺永. 人脑连接组研究: 脑结构网络和脑功能网络[J]. 科学通报, 2010, 55 (16): 1565-1683.

[3] Kim J H, Lee J M, Jo H J, et al. Defining functional SMA and pre-SMA subregions in human MFC using resting state fMRI: Functional connectivity-based parcellation method [J]. NeuroImage, 2010, 49(3): 2375-2386.

[4] Poo M M, Du J L, Ip N Y, et al. China Brain Project: Basic Neuroscience, Brain Diseases, and Brain-Inspired Computing [J]. Neuron, 2016, 92(3): 591-596.

[5] Honnorat N, Eavani H, Satterthwaite T D, et al. GraSP: Geodesic Graph-based Segmentation With Shape Priors for the Functional Parcellation of the Cortex [J]. NeuroImage, 2015, 106: 207-221.

[6] Mezer A, Yovel Y, Pasternak O, et al. Cluster analysis of resting-state fMRI time series [J]. NeuroImage, 2009, 45(4): 1117-1125.

[7] Oikonomou V P, Blekas K. An Adaptive Regression Mixture Model for fMRI Cluster Analysis [J]. IEEE Transactions on Medical Imaging, 2013, 32(4): 649-659.

[8] Zang Y, Jiang T, Lu Y, et al. Regional homogeneity approach to fMRI data analysis [J]. NeuroImage, 2004, 22(1): 394-400.

[9] Zang Y F, He Y, Zhu C Z, et al. Altered baseline brain activity in children with ADHD revealed by resting-state functional MRI [J]. Brain and Development, 2007, 29(2): 83-91.

[10] Tomasi D, Volkow N D. Functional connectivity density mapping [J]. Proceedings of the National Academy of Sciences of the United States of America, 2010, 107(21): 9885-9890.

[11] 左西年, 张喆, 贺永, 等. 人脑功能连接组: 方法学、发展轨线和行为关联[J]. 科学通报, 2012, 57(35): 3399-3413.

[12] Zuo X N, Ehmke R, Mennes M, et al. Network Centrality in the Human Functional Connectome [J]. Cerebral Cortex, 2012, 22(8): 1862-1875.

[13] Latora V, Marchiori M. Efficient behavior of small-world networks [J]. Physical Review Letters, 2001, 87(19): 1.

[14] Maggioni E, Tana m G, Arrigoni F, et al. Constructing fMRI connectivity networks: A whole brain functional parcellation method for node definition [J]. Journal of Neuroscience Method, 2014, 228: 86-99.

[15] Jiao Z, Zou L, Qian N, et al. Complex network analysis of brain functional connectivity based on functional magnetic resonance imaging [J]. Journal of Computational Information Systems, 2012, 8(24): 10375-10382.

[16] Bassett D S, Bullmore E. Small-World Brain Networks [J]. Neuroscientist, 2006, 12(6): 512-523.

[17] Brodmann K. Vergleichende Lokalisationslehre der Grosshirnrinde in ihren Prinzipien Dargestellt auf Grund des Zellenbaues [M]. Leipzig: Johann Ambrosius Barth, 1909.

[18] Tzouriomazoyer N, Landeau B, Papathanassiou D, et al. Automated anatomical labeling of activations in SPM using a macroscopic anatomical parcellation of the MNI MRI single-subject brain [J]. NeuroImage, 2002, 15(1): 273-289.

[19] Shen X, Tokoglu F, Papademetris X, et al. Groupwise whole-brain parcellation from resting-state fMRI data for network node identification [J]. NeuroImage, 2013, 82(2): 403-415.

[20] Yamada T, Itahashi T, Nakamura M, et al. Altered functional organization within the insular cortex in adult males with high-functioning autism spectrum disorder: evidence from connectivity-based parcellation [J]. Mol Autism, 2016, 7: 41.

[21] Rausch A, Zhang W, Beckmann C F, et al. Connectivity-Based Parcellation of the Amygdala Predicts Social Skills in Adolescents with Autism Spectrum Disorder [J]. Journal of Autism and Developmental Disorders, 2017: 1-11.

[22] Balsters J H, Mantini D, Wenderoth N. Connectivity-based parcellation reveals distinct cortico-striatal connectivity fingerprints in Autism Spectrum Disorder [J]. NeuroImage, 2018, 170: 412-423.

[23] Chang L J, Yarkoni T, Khaw M W, et al. Decoding the Role of the Insula in Human Cognition: Functional Parcellation and Large-Scale Reverse Inference [J]. Cerebral Cortex, 2013, 23(3): 739-749.

[24] Finn E S, Shen X, Holahan J M, et al. Disruption of functional networks in dyslexia: a whole-brain, data-driven analysis of connectivity [J]. Biological Psychiatry, 2014, 76(5): 397-404.

[25] Sporns O, Tononi G, Kötter R. The Human Connectome: A Structural Description of the Human Brain [J]. Plos Computational Biology, 2005, 1(4): e42.

[26] Zarei M, Beckmann C F, Binnewijzend M A, et al. Functional segmentation of the hippocampus in the healthy human brain and in Alzheimer's disease [J]. NeuroImage, 2013, 66: 28-35.

[27] Ghosh S S, Keshavan A, Langs G. Predicting Treatment Response from Resting State fMRI Data: Comparison of Parcellation Approaches [C]//Proceedings of the 3nd International Workshop on Pattern Recognition in Neuroimaging, 2013: 225-228.

[28] Michel V, Eger E, Keribin C, et al. A supervised clustering approach for extracting predictive information from brain activation images [C]//2010 IEEE Computer Society Conference on Computer Vision and Pattern Recognition Workshop. San Francisco: IEEE, 2010: 7-14.

[29] Katanoda K, Matsuda Y, Sugishita M. A spatio-temporal regression model for the analysis of functional MRI data [J]. NeuroImage, 2002, 17(3): 1415-1428.

[30] Nanda S J, Panda G. A survey on nature inspired metaheuristic algorithms for partitional clustering [J]. Swarm & Evolutionary Computation, 2014, 16: 1-18.

[31] İnkaya T, Kayalıgil S, ÖzdemireL N E. Swarm Intelligence-Based Clustering Algorithms: A Survey [M]. S.l.: Springer International Publishing, 2016.

[32] Michael S G , Richard B I, George R M, et al. 认知神经科学: 关于心智的生物学 [M]. 周晓林, 高定国, 译. 北京: 中国轻工业出版社, 2011.

[33] Friston k J. Modalities, modes, and models in functional neuroimaging [J]. Science, 2009, 326(5951): 399-403.

[34] 蒋田仔, 刘勇, 李永辉. 脑网络: 从脑结构到脑功能[J]. 生命科学, 2009, 21(2): 181-188.

[35] Biswal B, Yetkin F Z, Haughton V M, et al. Functional connectivity in the motor cortex of resting human brain using echo - planar mri [J]. Magnetic Resonance in Medicine, 1995, 34(4): 537-541.

[36] Kannurpatti S S, Biswal B B. Detection and scaling of task-induced fMRI-BOLD response using resting state fluctuations [J]. NeuroImage, 2008, 40(4): 1567-1574.

[37] Christian B, Daniel M. 群智能 [M]. 龙飞, 译. 北京: 国防工业出版社, 2011.

[38] Colorni A, Dorigo M, Maniezzo V. Distributed Optimization by Ant Colonies [C]// Proceedings of the 1st European Conference on Artificial Life, MIT press, 1992: 134.

[39] Eberhart R, Kennedy J. A new optimizer using particle swarm theory [C]// Proceedings of the 6th International Symposium on the Micro Machine and Human Science. Nagoya: IEEE, 1995: 39-43.

[40] Eberhart R C, Shi Y. Comparing inertia weights and constriction factors in particle swarm optimization [C]//Proceedings of the 2000 Congress on Evolutionary Computation. La Jolla: IEEE, 2000, (1): 84-88.

[41] Ozcan E, Mohan C K. Particle swarm optimization: surfing the waves [C]// Proceedings of the 1999 Congress on Evolutionary Computation. Washington DC: IEEE, 1999, (3): 1939-1944.

[42] Passino K M. Biomimicry of bacterial foraging for distributed optimization and control [J]. IEEE Control Systems, 2002, 22(3): 52-67.

[43] Yang X S. Firefly algorithms for multimodal optimization [C]//Proceeding of 5th International symposium on Stochastic Algorithms: Foundations and Applications.

Berlin: Springer, 2009: 169-178.

[44] Karaboga D. An Idea Based on Honey Bee Swarm for Numerical Optimization [R]. Kayseri: Erciyes university, 2005.

[45] Castro L N, De Castro L N, Timmis J. Artificial immune systems: a new computational intelligence approach [M]. S.l.: Springer Science & Business Media, 2002.

[46] Shen W, Guo X, Wu C, et al. Forecasting stock indices using radial basis function neural networks optimized by artificial fish swarm algorithm [J]. Knowledge-Based Systems, 2011, 24(3): 378-385.

[47] Yang X S. Nature-inspired metaheuristic algorithms [M]. S.l.: Luniver press, 2010.

[48] Meng X, Liu Y, Gao X, et al. A New Bio-inspired Algorithm: Chicken Swarm Optimization [C]//Proceedings of the 9th International Conference in Swarm Intelligence. Brussels: Spring Cham, 2014: 86-94.

[49] Omran M, Engelbrecht A P, Salman A. Particle swarm optimization method for image clustering [J]. International Journal of Pattern Recognition and Artificial Intelligence, 2005, 19(3): 297-321.

[50] Paterlini S, Krink T. Differential evolution and particle swarm optimisation in partitional clustering [J]. Computational Statistics and Data Analysis, 2006, 50(5): 1220-1247.

[51] Ilango S S, Vimal S, Kaliappan M, et al. Optimization using Artificial Bee Colony based clustering approach for big data [J]. Cluster Computing, 2018, (4): 1-9.

[52] Mann P S, Singh S. Artificial bee colony metaheuristic for energy-efficient clustering and routing in wireless sensor networks [J]. Soft Computing, 2017, 21(22): 6699-6712.

[53] Gao W. Improved Ant Colony Clustering Algorithm and Its Performance Study [J]. Computational Intelligence and Neuroscience, 2016: 4835932.

[54] Saini G, Kaur H. A Novel Approach towards K-Mean Clustering Algorithm with PSO [J]. International Journal of Computer Science & Information Technology, 2014, 5(4): 5978-5986.

[55] Kumar A, Kumar D, Jarial S. A novel hybrid K-means and artificial bee colony algorithm approach for data clustering [J]. Decision Science Letters, 2018, 7(1): 65-76.

[56] Parvathavarthini S, Karthikeyani N, Shanthi V S, et al. Cuckoo-search based Intuitionistic Fuzzy Clustering Algorithm [J]. Asian Journal of Research in Social Sciences and Humanities, 2017, 7(2): 289-299.

[57] Ogawa S, Lee T M, Kay A R, et al. Brain magnetic resonance imaging with contrast

dependent on blood oxygenation [J]. Proceedings of the National Academy of Sciences of the United States of America, 1990, 87(24): 9868-9872.

[58] Kwong K K, Belliveau J W, Chesler D A, et al. Dynamic magnetic resonance imaging of human brain activity during primary sensory stimulation [J]. Proceedings of the National Academy of Sciences of the United States of America, 1992, 89(12): 5675-5679.

[59] Alexander G E, Crutcher M D. Functional architecture of basal ganglia circuits: neural substrates of parallel processing [J]. Trends in Neurosciences, 1990, 13(7): 266-271.

[60] Wernig M, Zhao J P, Pruszak J, et al. Neurons derived from reprogrammed fibroblasts functionally integrate into the fetal brain and improve symptoms of rats with Parkinson's disease [J]. Proceedings of the National Academy of Sciences of the United States of America, 2008, 105(15): 5856-5861.

[61] Sibson N R, Dhankhar A, Mason G F, et al. Stoichiometric Coupling of Brain Glucose Metabolism and Glutamatergic Neuronal Activity [J]. Proceedings of the National Academy of Sciences of the United States of America, 1998, 95(1): 316-321.

[62] Kim D S, Duong T Q, Kim S G. High-resolution mapping of iso-orientation columns by fMRI [J]. Nature Neuroscience, 2000, 95(1): 316-321.

[63] Grinvald A, Slovin H, Vanzetta I. Non-invasive visualization of cortical columns by fMRI [J]. Nature Neuroscience, 2000, 3(2): 105-107.

[64] Ven Den Heurel M P, Stam C J, Boersma M, et al. Small-world and scale-free organization of voxel-based resting-state functional connectivity in the human brain [J]. NeuroImage, 2008, 43(3): 528-539.

[65] Fusar-poli P, Placentino A, Carletti F, et al. Functional atlas of emotional faces processing: a voxel-based meta-analysis of 105 functional magnetic resonance imaging studies [J]. Journal of Psychiatry & Neuroscience, 2009, 34(6): 418-432.

[66] Verdon V, Schwartz S, Lovblad K O, et al. Neuroanatomy of hemispatial neglect and its functional components: a study using voxel-based lesion-symptom mapping [J]. Brain A Journal of Neurology, 2010, 133(3): 880-894.

[67] Long X, Goltz D, Margulies D S, Nierhus T, et al. Functional connectivity-based parcellation of the human sensorimotor cortex [J]. Eurpean Journal of Neuroscience, 2014, 39(8): 1332-1342.

[68] Baumgartner R, Scarth G, Teichtmeister C, et al. Fuzzy clustering of gradient-echo functional MRI in the human visual cortex. Part I : reproducibility [J]. Journal of Magnetic Resonance Imaging, 1997, 7(6): 1094-1101.

[69] Tononi G, Mcintosh A R, Russell D P, et al. Functional clustering: identifying strongly interactive brain regions in neuroimaging data [J]. NeuroImage, 1998, 7(2): 133-149.

[70] Mejia A F, Nebel M B, Shou H, et al. Improving Reliability of Subject-Level Resting-State fMRI Parcellation with Shrinkage Estimators [J]. NeuroImage, 2015, 112: 14-29.

[71] Blumensath T, Jbabdi S, Glasser M F, et al. Spatially constrained hierarchical parcellation of the brain with resting-state fMRI [J]. NeuroImage, 2013, 76(1): 313-324.

[72] Michel V, Gramfort A, Eger E, et al. A supervised clustering approach for fMRI-based inference of brain states [J]. Pattern Recognition, 2012, 45(6): 2041-2049.

[73] Cauda F, D'Agata F, Sacco K, et al. Functional connectivity of the insula in the resting brain [J]. NeuroImage, 2011, 55(1): 8-23.

[74] Zhang S, Li C R. Functional connectivity mapping of the human precuneus by resting state fMRI [J]. NeuroImage, 2012, 59(4): 3548-3562.

[75] Craddock R C, James G A, Hu X P, et al. A whole brain fMRI atlas generated via spatially constrained spectral clustering [J]. Human Brain Mapping, 2012, 33(8): 1914-1928.

[76] Jung W H, Jang J H, Park J W, et al. Unravelling the Intrinsic Functional Organization of the Human Striatum: A Parcellation and Connectivity Study Based on Resting-State fMRI [J]. Plos One, 2014, 9(9): e106768.

[77] Lashkari D, Sridharan R, Vul E, et al. Nonparametric Hierarchical Bayesian Model for Functional Brain Parcellation [C]//2010 IEEE Computer Society Conference on Computer Vision & Pattern Recognition Workshops. San Francisco: IEEE, 2010: 15-22.

[78] Abraham A, Dohmatob E, Thirion B, et al. Extracting brain regions from rest fMRI with total-variation constrained dictionary learning [C]//Morik, Sakuma I, Sato Y, et al. Medical Image Computing and Computer-Assisted Intervention. Berlin: Springer, 2013: 607-615.

[79] Nebel M B, Joel S E, Muschelli J, et al. Disruption of functional organization within the primary motor cortex in children with autism [J]. Human Brain Mapping, 2014, 35(2): 567-580.

[80] Shen X, Papademetris X, Constable R T. Graph-theory based parcellation of functional subunits in the brain from resting-state fMRI data [J]. NeuroImage, 2010, 50(3): 1027-1035.

[81] Lu Y, Jiang T Y. Region growing method for the analysis of functional MRI data [J]. NeuroImage, 2003, 20(1): 455-465.

[82] Thirion B, Flandin G, Pinel P, et al. Dealing with the shortcomings of spatial normalization: multi-subject parcellation of fMRI datasets [J]. Human Brain Mapping, 2010, 27(8): 678-693.

[83] Deen B, Pitskel N B, Pelphrey K A. Three Systems of Insular Functional Connectivity Identified with Cluster Analysis [J]. Cerebral Cortex, 2011, 21(7): 1498-1506.

[84] Lashkari D, Golland P. Exploratory fMRI Analysis without Spatial Normalization [C]// Proceedings of the 21st Information Processing in Medical Imaging. Berlin, Heidelberg: Springer, 2009: 398-410.

[85] Schwartz Y, Pinel P, Thirion B. Cohort-level brain mapping: learning cognitive atoms to single out specialized regions [C]//Proceedings of the 23th International Conference on Information Processing in Medical Imaging. Berlin, Heidelberg: Springer, 2013: 438-449.

[86] Bellec P, Perlbarg V, Jbabdi S, et al. Identification of large-scale networks in the brain using fMRI [J]. NeuroImage, 2006, 29(4): 1231-1243.

[87] Ryali S, Chen T, Supekar K, et al. A parcellation scheme based on von Mises-Fisher distributions and Markov random fields for segmenting brain regions using resting-state fMRI [J]. NeuroImage, 2013, 65(1): 83-96.

[88] Mishra A, Rogers B P, Chen L M, et al. Functional Connectivity-Based Parcellation of Amygdala Using Self-Organized Mapping: A Data Driven Approach [J]. Human Brain Mapping, 2014, 35(4): 1247-1260.

[89] Golland P, Golland Y, Malach R. Detection of Spatial Activation Patterns as Unsupervised Segmentation of fMRI Data [C]// Proceedings of the 10th International Conference on Medical Image Computing & Computer-assisted Intervention. Berlin, Heidelberg: Springer, 2007: 110-118.

[90] Zhang S, Li C R. Functional Connectivity Parcellation of the Human Thalamus by Independent Component Analysis [J]. Brain Connectivity, 2017, 7(9): 602-616.

[91] Kiviniemi V, Starck T, Remes J, et al. Functional segmentation of the brain cortex using high model order group PICA [J]. Human Brain Mapping, 2009, 30(12): 3865-3886.

[92] Salvador R, Suckling J, Coleman M R, et al. Neurophysiological architecture of functional magnetic resonance images of human brain [J]. Cerebral Cortex, 2005, 15(9): 1332-1342.

[93] Ji B, Li Z, Li K, et al. Dynamic thalamus parcellation from resting-state fMRI data [J]. Human Brain Mapping, 2016, 37(3): 954-967.

[94] Chen S, Ji B, Li Z, et al. Dynamic analysis of resting state fMRI data and its applications [C]//2016 IEEE International Conference on Acoustics, Speech and Signal Processing. Shanghai: IEEE, 2016: 6295-6299.

[95] Allen E A, Damaraju E, Plis S M, et al. Tracking Whole-Brain Connectivity Dynamics in the Resting State [J]. Cerebral Cortex, 2014, 24(3): 663-676.

[96] Park B Y, Tark K J, Shim W M, et al. Functional connectivity based parcellation of early visual cortices [J]. Human Brain Mapping, 2018, 39(3): 1380-1390.

[97] Dornas J V, Braun J. Finer parcellation reveals detailed correlational structure of resting-state fMRI signals [J]. Journal of Neuroscience Methods, 2018, 294: 15-33.

[98] Meilă M. Comparing clusterings—An information based distance [J]. Journal of Multivariate Analysis, 2007, 98(5): 873-895.

[99] Cordes D, Haughton V, Carew J D, et al. Hierarchical clustering to measure connectivity in fMRI resting-state data [J]. Magnetic Resonance Imaging, 2002, 20(4): 305-317.

[100] Cha J, Jo H J, Gibson W S, et al. Functional Organization of the Human Posterior Cingulate Cortex, Revealed by Multiple Connectivity-Based Parcellation Methods [J]. Human Brain Mapping, 2017, 38(6): 2808-2818.

[101] 宋丹丹. 融合先验信息的脑功能区划分 [D]. 北京: 中国科学院大学, 2013.

[102] Oishi K, Faria A, Jiang H, et al. Atlas-based whole brain white matter analysis using large deformation diffeomorphic metric mapping: application to normal elderly and Alzheimer's disease participants [J]. NeuroImage, 2009, 46(2): 486-499.

[103] Zelnik-manor L, Perona P. Self-tuning spectral clustering[C]. Advances in Neural Information Processing Systems, 2004: 1601-1608.

[104] Ng A Y, Jordan M I, Weiss Y. On spectral clustering: analysis and an algorithm[C]// Dietterich T G, Becker S, Ghahramani z. Proceeding of the 14th International Conference on Neural Information Processing System: Natural and Synthetic. Cambridge, MA: MIT Press, 2001: 849-856.

[105] Kannan R, Vempala S, Veta A. On Clusterings: Good, Bad and Spectral [J]. Journal of the ACM, 2004, 51(3): 497-515.

[106] Røge R E, Madsen k H, Schmidt M N, et al. Infinite von Mises–Fisher Mixture Modeling of Whole Brain fMRI Data [J]. Neural Computation, 2017, 29(10): 2712-2741.

[107] Varoquaux G, Gramfort A, Pedregosa F, et al. Multi-subject Dictionary Learning to Segment an Atlas of Brain Spontaneous Activity [C]//Proceedings of the 23rd International Conference on Information Processing in Medical Imaging. Berlin: Springer, Berlin, 2011: 562-573.

[108] Gowda K C, Krishna G. Agglomerative clustering using the concept of mutual nearest neighbourhood [J]. Pattern Recognition, 1978, 10(2): 105-112.

[109] Nomi J S, Farrant k, Damaraju E, et al. Dynamic functional network connectivity reveals unique and overlapping profiles of insula subdivisions [J]. Human Brain Mapping, 2016, 37(5): 1770-1787.

[110] Hale J R, Mayhew S D, Mullinger K J, et al. Comparison of functional thalamic segmentation from seed-based analysis and ICA [J]. NeuroImage, 2015, 114: 448-465.

[111] Duff E P, Trachtenberg A J, Mackay C E, et al. Task-driven ICA feature generation for accurate and interpretable prediction using fMRI [J]. NeuroImage, 2012, 60(1): 189-203.

[112] Desikan R S, Ségonne F, Fischl B, et al. An automated labeling system for subdividing the human cerebral cortex on MRI scans into gyral based regions of interest [J]. NeuroImage, 2006, 31(3): 968-980.

[113] Tucholka A, Thirion B, Perrot M, et al. Probabilistic Anatomo-Functional Parcellation of the Cortex: How Many Regions? [C]//Proceedings of the 10th International Conference on Medical Image Computing and Computer-Assisted Intervention. Berlin: Springer, 2008: 399-406.

[114] Zhang J, Tuo X, Yuan Z, et al. Analysis of fMRI Data Using an Integrated Principal Component Analysis and Supervised Affinity Propagation Clustering Approach [J]. IEEE Transactions on Biomedical Engineering, 2011, 58(11): 3184-3196.

[115] 曾令李. 基于功能磁共振成像的脑网络研究 [D]. 长沙: 国防科技大学, 2014.

[116] Biswal B, Yetkin F Z, Haughton V M, et al. Functional connectivity in the motor cortex of resting human brain using echo-planar MRI [J]. Magnetic Resonance in Medicine, 2010, 34(4): 537-541.

[117] Van Deb Heuvel M, Mandl R, Hulshoff P H. Normalized cut group clustering of resting-state FMRI data [J]. Plos One, 2008, 3(4): e2001.

[118] Cheng H, Wu H, Fan Y. Optimizing affinity measures for parcellating brain structures based on resting state fMRI data: a validation on medial superior frontal cortex [J]. Journal of Neuroscince Methods, 2014, 237: 90-102.

[119] Cohen A L, Fair D A, Dosenbach N U F, et al. Defining functional areas in individual human brains using resting functional connectivity MRI [J]. NeuroImage, 2006, 41(1): 45-57.

[120] Dice L R. Measures of the Amount of Ecologic Association Between Species [J]. Ecology, 1945, 26(3): 297-302.

[121] Rousseeuw P J. Silhouettes: A graphical aid to the interpretation and validation of cluster analysis [J]. Journal of Computational & Applied Mathematics, 1987, 20(20): 53-65.

[122] Cheng H, Fan Y. Intrinsic functional connectivity pattern-based brain parcellation using normalized cut [J]. SPIE Medical Imageing 2012: Image Processing, 2012: 83144F.

[123] Wang J, Ju L, Wang X. An edge-weighted centroidal Voronoi tessellation model for image segmentation [J]. IEEE Transactions on Image Processing, 2009, 18(8): 1844-1858.

[124] Dunn J C. A Fuzzy Relative of the ISODATA process and its use in detecting compact well-separated clusters [J]. Journal of Cybernetics, 1974, 3(3): 32-57.

[125] Jiang L, Zuo X N. Regional Homogeneity:A Multimodal, Multiscale Neuroimaging Marker of the Human Connectome [J]. Neuroscientist, 2016, 22(5): 486-505.

[126] Jiang L, Xu T, He Y, et al. Toward neurobiological characterization of functional homogeneity in the human cortex: regional variation, morphological association and functional covariance network organization [J]. Brain Structure and Function, 2015, 220(5): 2485-2507.

[127] Zuo X N, Xu T, Jiang L L, et al. Toward reliable characterization of functional homogeneity in the human brain: preprocessing, scan duration, imaging resolution and computational space [J]. NeuroImage, 2013, 65(4): 374-386.

[128] Hao X, Xu D, Bansal R, et al. Multimodal magnetic resonance imaging: The coordinated use of multiple, mutually informative probes to understand brain structure and function [J]. Human Brain Mapping, 2013, 34(2): 253-271.

[129] Hagemann D, Naumann E, Thayer J F. The quest for the EEG reference revisited: A glance from brain asymmetry research [J]. Psychophysiology, 2001, 38(5): 847-857.

[130] Cao J, Murata N, Amari S I, et al. Independent component analysis for unaveraged single-trial MEG data decomposition and single-dipole source localization [J]. Neurocomputing, 2002, 49(1): 255-277.

[131] Burnet M. The clonal selection theory of acquired immunity [M]. London: Cambridge Univeristy Press, 1959.

[132] De Castro L, Zuben F J V. An immunological approach to initialize centers of radial basis function neural networks [C]//Proceedings of the 4th Brazilian Conference on Neural Networks. Rio de Janeiro: V Congresso Brasileiro de Redes Neurais, 2001: 79-84.

[133] Peng Y, Lu B L. Hybrid learning clonal selection algorithm [J]. Information Sciences, 2015, 296(1): 128-146.

[134] Ari Ç, Aksoy S, Arıkan O. Maximum likelihood estimation of Gaussian mixture models using stochastic search [J]. Pattern Recognition, 2012, 45(7): 2804-2816.

[135] Vercelli U, Diano M, Costa T, et al. Node Detection Using High-Dimensional Fuzzy Parcellation Applied to the Insular Cortex [J]. Neural Plasticity, 2015, 2016(5-6): 1938292.

[136] Liu X, Chen X, Zheng W, et al. Altered Functional Connectivity of insular

subregions in Alzheimer's disease [J]. Frontiers in aging neuroscience, 2018, 10: 107.

[137] Fathy Y Y, De Jong F J, Van Dam A M, et al. Insular cortex sub-region-dependent distribution pattern of α-synuclein immunoreactivity in Parkinson's disease and dementia with Lewy bodies [J]. bioRxiv, 2017: 156984.

[138] Duval E R, Joshi S A, Block S R, et al. Insula activation is modulated by attention shifting in social anxiety disorder [J]. Journal of Anxiety Disorders, 2018, 56: 56-62.

[139] Peng X, Lin P, Wu X, et al. Insular subdivisions functional connectivity dysfunction within major depressive disorder [J]. Journal of Affective Disorders, 2017, 227: 280-288.

[140] 朱峰, 罗立民, 宋余庆, 等. 基于自适应空间邻域信息高斯混合模型的图像分割[J]. 计算机研究与发展, 2011, 48(11): 2000-2007.

[141] Zhang Y, Caspers S, Fan L, et al. Robust brain parcellation using sparse representation on resting-state fMRI [J]. Brain Structure and Function, 2015, 220(6): 3565-3579.

[142] Fan Y, Nickerson L D, Li H, et al. Functional Connectivity-Based Parcellation of the Thalamus: An Unsupervised Clustering Method and Its Validity Investigation [J]. Brain Connectivity, 2015, 5(10): 620-630.

[143] Kahnt T, Chang L J, Park S Q, et al. Connectivity-based parcellation of the human orbitofrontal cortex [J]. Journal of Neuroscience, 2012, 32(18): 6240-6250.

[144] Liu F, Gao J, Di N, Adier L S. Nectar Attracts Foraging Honey Bees with Components of Their Queen Pheromones [J]. Journal of Chemical Ecology, 2015, 41(11): 1028-1036.

[145] Zaman M, Elsayed S M, Ray T, et al. Evolutionary algorithms for dynamic economic dispatch problems [J]. IEEE Transactions on Power Systems, 2016, 31(2): 1486-1495.

[146] Taherkhani M, Safabakhsh R. A novel stability-based adaptive inertia weight for particle swarm optimization [J]. Applied Soft Computing, 2016, 38: 281-295.

[147] Zhu G, Kwong S. Gbest-guided artificial bee colony algorithm for numerical function optimization [J]. Applied Mathematics & Computation, 2010, 217(7): 3166-3173.

[148] Maggioni E, Tana m G, Arrigoni F, et al. Constructing fMRI connectivity networks: A whole brain functional parcellation method for node definition [J]. Journal of Neuroscience Methods, 2014, 228(10): 86-99.

[149] Cauda F, Costa T, Torta D M, et al. Meta-analytic clustering of the insular cortex: characterizing the meta-analytic connectivity of the insula when involved in active

tasks [J]. NeuroImage, 2012, 62(1): 343-355.

[150] Jiang L, Xu T, He Y, et al. Toward neurobiological characterization of functional homogeneity in the human cortex: regional variation, morphological association and functional covariance network organization[J]. Brain Struct Funct, 2015, 220(5):2485–2507.

[151] Wang D, Tan D, Liu L. Particle swarm optimization algorithm: an overview[J]. Soft computing 2018, 22(2): 387-408.

[152] Shi Y, Eberhart R. A modied particle swarm optimizer [C]//1998 IEEE International Conference on Evolutionary Computation Proceedings. Anchorage: IEEE, 1998: 69-73.

[153] Tian D, Shi Z. Mpso: Modied particle swarm optimization and its applications[J]. Swarm and evolutionary computation, 2018(41): 49-68.

[154] Naka S, Genji T, Yura T, et al. Practical distribution state estimation using hybrid particle swarm optimization [J]. In: 2001 IEEE Power Engineering Society Winter Meeting. Conference Proceedings (Cat.No. 01CH37194), 2001, 2: 815-820.

[155] Chatterjee A, Siarry P. Nonlinear inertia weight variation for dynamic adaptation in particle swarm optimization[J]. Computers & operations research. 2006, 33(3): 859-871.

[156] Sengupta S, Basak S, Peters R A. Particle swarm optimization: A survey of historical and recent developments with hybridization perspectives[J]. Machine Learning and Knowledge Extraction, 2019, 1(1):157-191.

[157] Houssein E H, Gad A G, Hussain K, Suganthan P N. Major advances in particle swarm optimization: theory, analysis, and application[J]. Swarm and Evolutionary Computation 63, 100868 (2021).

[158] Chou J S, Truong D N. A novel metaheuristic optimizer inspired by behavior of jellyfish in ocean [J]. Applied Mathematics and Computation, 2021, 389(2): 125535.

[159] 朱佳莹, 高茂庭. 融合粒子群与改进蚁群算法的AUV路径规划算法[J]. 计算机工程与应用, 2021, 57(6): 267-273.

[160] 胡晓敏, 王明丰, 张首荣, 等. 用于文本聚类的新型差分进化粒子群算法[J]. 计算机工程与应用, 2021, 57(4): 61-67.

[161] 张晗, 杨继斌, 张继业, 等. 基于多种群萤火虫算法的车载燃料电池直流微电网能量管理优化[J]. 中国电机工程学报, 2021, 41(3):13-19.

[162] 章呈瑞, 柯鹏, 尹梅. 改进人工蜂群算法及其在边缘计算卸载的应用[J]. 计算机工程与应用,2022,58(7):150-161.

[163] Shakil S, Lee C-H, Keilholz S D. Evaluation of sliding window correlation performance for characterizing dynamic functional connectivity and brain states [J].

NeuroImage, 2016, 133: 111-128.

[164] Yang Z, Craddock R C, Margulies D S, et al. Common intrinsic connectivity states among posteromedial cortex subdivisions: Insights from analysis of temporal dynamics [J]. NeuroImage, 2014, 93(2): 124-137.

[165] Leonardi N, Van De Ville D. On spurious and real fluctuations of dynamic functional connectivity during rest [J]. NeuroImage, 2015, 104: 430-436.

[166] Shakil S, Lee C H, Keilholz S D, Evaluation of sliding window correlation performance for characterizing dynamic functional connectivity and brain states[J]. NeuroImage, 2016, (133):111-128.

[167] Ji B, Li Z, Li K, et al. Dynamic thalamus parcellation from resting-state fmri data[J]. Hum Brain Mapping, 2016, 37(3):954-967.